On est bien, hein maman?

Carole Thibault
donne des conférences
sur son expérience personnelle.

_____

Pour joindre l'auteure :
red@videotron.ca

Carole Thibault

On est bien, hein maman ?

Une mère raconte
comment l'amour
pour ses enfants
l'a sauvée
d'une mort annoncée

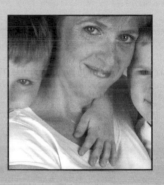

LES ÉDITIONS
FRANCINE BRETON

ÉDITIONS FRANCINE BRETON INC.
Collection « Épanouissement personnel »

Conception graphique
et mise en pages : Ginette Grégoire
Révision : Line Corriveau
Photo page couverture : Magenta Studio Photo

On est bien, hein maman ?

ÉDITIONS FRANCINE BRETON INC.
3375, avenue Ridgewood, bureau 422
Montréal (Québec) H3V 1B5
Téléphone : 514-737-0558
info@efb.net
www.efb.net

Dépôt légal : 4ᵉ trimestre 2006
Bibliothèque nationale du Québec
Bibliothèque nationale du Canada

Distribution : Diffusion Raffin
Téléphone : 450-585-9909
Télécopieur : 450-585-0066

ISBN 13 : 978-2-922414-46-2
ISBN 10 : 2-922414-46-9

Imprimé au Québec (Canada)

*Je dédie ce livre
à ma mère Huguette,
mon père Pierre,
et mes deux enfants,
Édouard et Louis, mes anges, ma vie.*

Je recommande à tout le monde
d'écrire son histoire, publiée ou pas,
parce qu'on prend son fardeau,
on le met sur la table
et on le partage avec des gens.
Comme ça, on ne le porte plus seul.
Je suis légère, libérée, heureuse.

JANETTE BERTRAND
dans *Passages obligés*
par Josélito Michaud

Prologue

Âgée de 42 ans, je suis native d'Abitibi, pays des sapins, des mouches, des lacs et des caps de roche. Dans cette ville de mineurs, à l'odeur de soufre, presque toute ma famille continue d'y habiter. Mon enfance a été choyée par des parents amoureux, une petite sœur qui me permettait de jouer à la grande et des amitiés qui durent encore. À l'adolescence, je suis déménagée avec ma famille dans l'Outaouais puis à Drummondville et Granby au centre de la province. J'étais toujours contente de partir; j'aimais et j'aime encore le mouvement, le changement, l'inconnu et la découverte.

Adulte, après des études en architecture à Ottawa, je me suis retrouvée à Montréal laissant derrière moi un homme de dix ans mon aîné. Cette séparation m'a été bénéfique puisqu'elle m'a permis de connaître les joies de la maternité. Je suis aujourd'hui l'heureuse maman de deux adorables petits garçons.

J'ai rencontré le père de mes enfants dans mon milieu de travail. Quelques mois avaient suffi pour que nous décidions de vivre ensemble. Une belle complicité s'était établie rapidement entre nous. J'aimais son calme et son assurance, alors que je suis davantage spontanée et impulsive. Avec lui, je retrouvais l'amour et la sécurité de mon enfance. L'achat de notre première maison et l'arrivée de notre premier enfant me paraissaient plus importants que toute forme de contrat de mariage. Je croyais sincèrement que notre union serait à l'image de celle de mes parents et que seule la mort pourrait nous séparer.

Ce récit de ma vie se veut un message d'espoir pour tous ceux qui comme moi oublient parfois que le soleil brille toujours derrière les nuages et que seul le temps finit par les chasser.

À tous ceux qui font partie de mon histoire, pardonnez ma franchise…

CHAPITRE I

On m'a donné
une page blanche...

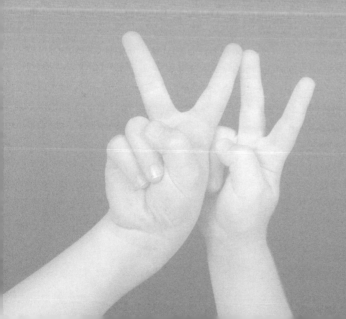

Vingt-huit février 2002, je me retrouve à l'urgence. Je n'en peux plus de cette migraine horrible qui m'empêche d'ouvrir les yeux, de regarder le soleil, de prendre plaisir aux rires de mes enfants et même de les caresser. Je ne mange plus, rien ne reste. Sur l'insistance de Louise, ma meilleure amie, je me présente à l'hôpital.

Verdict préliminaire : anévrisme au cerveau.

Le médecin se dégage de toute responsabilité si je retourne chez moi. Sagesse oblige, je reste pour la nuit. Au matin, un scanner au cerveau. Ensuite l'attente, interminable. Un nouveau médecin, une femme, se présente et me demande :

— Avez-vous un conjoint ?

Je me dis : « C'est quoi cette question ! ».

— J'aimerais vous rencontrer avec votre conjoint.

Je pense : « Bon, bon, il va falloir trouver une gardienne… Voyons, elle est donc bien compliquée celle-là ! ».

J'attends l'arrivée d'André ; je réfléchis. Je commence à m'inquiéter. Le doute s'installe. André arrive enfin. Le médecin revient… ce qu'elle est sérieuse.

— Nous avons trouvé une masse au cerveau.

— Quoi ? refusant d'entendre ce qu'elle dit.

— Une masse ici, dit-elle en plaçant ses doigts sur sa tête près de l'oreille gauche.

Aucune réaction de ma part ; ni de mon conjoint, mais ça c'est normal ! C'est comme si elle parlait à quelqu'un d'autre. Je ne réalise pas la gravité de ce diagnostic. Je n'entends plus rien. Puis elle dit :

— Je connais un bon spécialiste à l'Hôpital Neurologique. Vous avez le choix d'aller là ou d'aller à l'Hôpital Notre-Dame.

Je réfléchis rapidement. Hôpital Neurologique de Montréal = universitaire = anglophone = riche. Hôpital Notre-Dame = gouvernement = coupures. Le choix est clair. Aujourd'hui je remercie le ciel pour cette sage décision, car c'est bien à l'Hôpital Neurologique que je rencontrerai un homme qui me fera prendre une décision capitale. C'est donc à partir de cette décision que commence mon combat.

~

En juillet 2001, je quittais mon emploi pour les vacances d'été. Contrairement à mes collègues, mes vacances s'annonçaient plus longues que les leurs ! On disait que j'étais belle ; mes yeux brillaient et mon sourire était contagieux. En m'embrassant, on me souhaitait beaucoup de bonheur.

Je suis partie, avec ma grosse bedaine remplie d'espoir et de projets d'avenir, rejoindre mon grand garçon de deux ans et son papa. L'avenir m'appartenait.

J'espérais que ma relation avec André s'améliore après la naissance de notre deuxième enfant. Une première naissance apporte de grands changements dans un couple.

Pendant cette deuxième grossesse, je sentais André absent et loin de moi. Louis aura peu connu les caresses chaudes de la main de son papa sur mon ventre.

La journée de l'accouchement, l'air était irrespirable tellement il faisait chaud. J'étais entourée de la douceur sécurisante de ma mère et de la présence d'André aux prises avec des problèmes de déshydratation. Pendant mes dernières contractions, je le sentais sur une autre planète ; aucun geste d'affection comme au premier accouchement.

C'est donc maman qui a accueilli mon petit ange. Heureusement, j'ai tout oublié devant la profondeur des yeux de mon enfant. Ma mère, les infirmières et moi étions toutes sous le choc en le voyant. Son âme est vieille, très vieille. J'ai gardé pour moi cette impression car les gens ne partagent pas tous les mêmes croyances. Cet enfant était certainement un ange du paradis.

Édouard, mon aîné, est venu voir son petit frère à l'hôpital. Il était à la fois curieux et content. Je me sentais bouleversée, heureuse et coupable. « Coupable », encore cette maudite culpabilité ! Je traîne ce complexe depuis si longtemps, trop longtemps. Coupable de bousculer la vie d'enfant unique d'Édouard ; il ne pourra plus recevoir toute mon attention, je devrai me partager entre lui et son petit frère.

Le simple fait de penser ainsi me rendait doublement coupable. Je sais maintenant que l'amour ne se divise pas, il se multiplie. Édouard aura un frère avec qui jouer et Louis un grand frère, en plus de son papa et sa maman.

J'ai été agréablement surprise devant l'amour d'Édouard pour son petit frère. Depuis cet instant magique, mes garçons s'aiment beaucoup, ils sont devenus insépara-bles.

Bébé Louis est un enfant souriant, calme et paisible. Je comprendrai plus tard les raisons de ses précieuses qualités...

En le berçant doucement, gonflée d'amour pour cet enfant que j'allaitais, j'ai vu à la télévision l'horrible monde dans lequel je l'emmenais. En regardant l'avion foncer directement dans la tour du *World Trade Center* de New York, j'ai serré plus fort mon nouveau-né et j'ai prié pour que jamais nous n'ayons à vivre un drame aussi inhumain. J'ai songé à toutes ces familles témoins en direct de la perte de leurs êtres chers. J'ai regardé mon enfant endormi à mon sein et je lui ai fait la pro-messe que tant et aussi longtemps que Dieu lui accor-dera vie, je veillerai sur lui.

À l'opposé de mon premier accouchement, j'éprouve des difficultés à retrouver mon énergie. Je suis souvent fatiguée, j'ai des maux de tête, ce que j'avais rarement auparavant. Mais je crois la situation normale avec deux enfants en bas âge.

Décembre 2001, je finis d'allaiter Louis; j'ai une rou-tine bien établie et mon bébé dort beaucoup. Depuis dix semaines, j'ai graduellement remplacé le lait maternel par une solution maternisée. C'est un bébé facile et peu demandant, il exprime rarement ses besoins par des pleurs et des cris. C'est mon petit bonhomme sourire.

J'ai des douleurs au ventre mais ce sont surtout les maux de tête qui me font souffrir presque tous les jours. Je pense que ce sont mes règles qui vont bientôt repren-dre leur cycle et je ne m'en fais pas trop.

Entre-temps, nous apprenons avec joie que ma belle-sœur Maude est enceinte. C'est un grand bonheur pour nous tous! Mes enfants auront un cousin ou une cousine avec qui jouer! Je serai la marraine et je suis bien touchée de cet honneur! Quel plaisir de partager mes expériences de maternité avec elle.

La mère de Maude et André est décédée dix ans plus tôt. Je me sens d'autant plus utile que Maude n'a pas de mère avec qui partager cette expérience.

Mon père refuse de prendre sa retraite et s'est trouvé un nouveau projet en vendant des bonbons puis en devenant grossiste. Je l'ai tellement souvent entendu dire: «Ah! si j'avais trente ans, ça serait pas pareil!». Toujours à ses côtés, maman joue un rôle de modératrice. Mon père est ambitieux, compétitif, entêté, travaillant, mais surtout, il n'a peur de rien. Rien ne l'arrête. Il est toujours à mes yeux de petite fille le héros de mon enfance pour ne pas dire de ma vie d'adulte!

Un mois avant ma visite à l'urgence, on a découvert une petite bosse sous son oreille gauche. Sans jamais prononcer le mot, nous avons tous pensé au cancer. On l'a opéré d'urgence, j'étais inquiète et j'avais peur. Je me sentais ingrate de ne pas me rendre à l'hôpital. Coupable une fois de plus. Maman, toujours positive me répétait que ce n'était pas grave, rien de malin. Heureusement qu'elle avait raison, car je n'étais pas prête à perdre mon père, l'homme que j'aime le plus au monde.

Mon père est un grand enfant qui a besoin d'affection. Plus bébé que mes propres enfants, il me transmet sa joie de vivre. J'admire son insouciance et son humour décapant! Je me rappellerai toujours cette fois où, petite, il était entré en catimini dans ma chambre avec une rôtie au beurre d'arachide et un petit verre de lait. Il m'avait chuchoté :

— Dis-le pas à maman, c'est notre secret.

À partir de cet instant, il est devenu mon héros. J'adore son côté rebelle et sentimental ainsi que sa force de caractère. Il ne manque pas de confiance en lui. Je partage avec lui son entêtement… mais j'ai peu de traces de son assurance.

Pendant cette même période, André et moi avions planifié un voyage «urgence relaxation» dans le sud. Youpi ! Un p'tit voyage à Cuba avec nos amis Louise et Yvan. Louise est une collègue de travail avec qui j'ai beaucoup de plaisir. Yvan, son conjoint, est le cousin d'André. Après de grosses peines d'amour et par un heureux hasard, Louise et Yvan sont devenus amoureux.

Ils sont nos *amillaqui* (amis acquis) avec lesquels nous partageons les hauts et les bas de la vie familiale et conjugale. Ce couple sans enfant est presque devenu les parents adoptifs de nos enfants !

Les quatre derniers jours de février 2002 sont insupportables. Je demande à André de conduire les enfants chez mes parents. Je suis incapable de m'occuper d'eux, j'ai trop mal à la tête. Couchée dans ma chambre, dans la noirceur, les deux mains appuyées sur ma tête pour diminuer la tension à l'intérieur. Je n'ai pas faim, je veux dormir dix petites minutes d'affilée, s'il vous plaît !

Ça dure ainsi depuis trop longtemps. Je ne veux pas aller à l'hôpital car j'ai peur. Tylenol, Advil et compagnie sont mes alliés pendant quatre jours et trois nuits. Malheureusement, ils ne sont d'aucun secours.

~

Le lendemain de mon verdict préliminaire, qui s'est par la suite avéré faux, je me retrouve à l'Hôpital Neurologique de Montréal. André et moi rencontrons un spécialiste dans une toute petite pièce mal éclairée, accompagné d'un chirurgien, le très sympathique, charismatique Dʳ Rolando Del Maestro! Un nom qui lui convient comme un gant de velours!

Il est reconnu pour ses compétences médicales et son humanisme. Il est également fondateur de la *Brain Tumour Foundation of Canada*. Grâce à lui ma vie va changer, car quelques mois plus tard ses paroles m'ouvriront les yeux et le cœur, et me permettront de prendre une décision éclairée et majeure.

Donc, dans cette petite pièce sombre, il me présente une radiographie de mon cerveau et me remet un livret. Doucement, il m'explique les possibilités de la «personnalité» de cette masse. Bénigne ou maligne? Les chances sont 50-50.

Il prend le temps de m'expliquer et de dessiner les différents types de tumeur. Ça y est, il a dit *tumeur*! Il n'a jamais utilisé le mot *cancer*, juste tumeur. Mais c'est suffisant pour m'effrayer. Je ne me rappelle plus le reste de l'entretien. Tout ce dont je me souviens clairement, c'est de lui avoir demandé:

— Peut-on l'enlever? *If so, take it off and get it over with!*

Il m'explique que l'opération peut endommager les facultés motrices de la main droite et peut même modifier ma personnalité! Je trouve ça un peu drôle. Quoi? Je vais devenir soudainement géniale? Ou débile?

Je souris et me dis qu'il doit bien connaître son affaire. Étrange comme je lui fais vite confiance ; son charisme m'inspire.

Il ajoute qu'il doit vérifier si la tumeur est primaire ou secondaire. Je dis :

— Pardon ? Vous voulez vérifier si cette tumeur est la seule ou si elle s'est développée grâce à une autre tumeur primaire ?

J'aime pas ça du tout… J'ai donc deux inconnues. Est-ce un cancer ? Y a-t-il une autre tumeur ? Pour le savoir un « CT-Scan » est requis. Commence alors la ronde des examens. On me scrute les os, les poumons, l'abdomen, l'utérus, les seins, etc. ; prises de sang, radiographies qui n'en finissent plus. On cherche la bibitte noire…

Moi qui évoluais dans un univers de maman avec deux enfants, me voilà parachutée dans une toute autre direction.

— S.V.P. docteur, laissez-moi partir la semaine prochaine à Cuba avec mon conjoint avant de subir cette opération.

La réponse est non négociable. À ma grande déception, André annule le voyage. Date de l'opération au cerveau : 14 mars 2002.

Je dois donc prévoir ma convalescence. J'ai la chance de pouvoir compter sur André qui est surtout bon père. Il m'a demandé comment il pouvait m'aider et je lui ai répondu :

— Occupe-toi des enfants, c'est le plus important.

C'est drôle comme avec l'écriture, je m'aperçois combien la mémoire est sélective dans les moments de crise.

Je me rappelle cette visite de Pierre et Julie. Julie est mon amie depuis quinze ans. J'ignore comment je lui ai annoncé pour ma tumeur dans la tête. Mais ce qui est clair dans ma mémoire, c'est combien je me suis sentie entourée d'amour et de compassion…, leurs yeux, leurs gestes.

Savoir que Julie pensait à moi, recevoir ses appels surprises me faisaient un bien immense. Les amitiés grandissent ou disparaissent dans le malheur. J'ai peu d'amies, mais ce sont de vraies et fidèles amies.

À dix-sept ans, je fréquentais une école d'architecture à Ottawa. J'étais la plus jeune du groupe parmi la minorité québécoise. Ce collège anglophone accueillait surtout des Ontariens et quelques Franco-Ontariens dont mon amie Lisette. Native d'une ville du nord elle avait l'expérience, comme moi, des grands froids que j'avais connus en Abitibi. Nous partagions ces souvenirs et sommes devenues de grandes amies. Quelques années plus tard, nous nous retrouvions colocs dans la grande ville de Montréal.

Je me devais de lui parler de ma nouvelle situation. Incapable de le faire en sa présence, j'ai opté pour le téléphone. Au début, notre conversation tournait autour des chums, des enfants, du travail. Puis, ne sachant pas comment aborder le sujet, j'ai dit :

— J'ai eu une très grosse migraine… et les médecins ont découvert une tumeur au cerveau.

— Quoi ?

— J'ai une tumeur au cerveau.

— Arrête donc ! t'es pas sérieuse !

— Oui, je suis sérieuse… j'te ferais pas une *joke* du genre.

Un silence a suivi. Elle m'a dit avec une voix défaite et tremblante :

— Ben voyons donc... Carole... qu'est-ce tu vas faire?... ma pauvre Carole... je sais pas quoi te dire... ta nouvelle est trop...

Et je l'ai arrêtée net.

— Lisette, pleure pas, pleure pas, s'il te plaît, pleure pas.

Nouveau silence, je l'entends respirer...

— J'ai pas besoin de ça en ce moment, t'en fais pas. On va s'en occuper. J'vas me faire opérer pis il va l'enlever. C'est tout.

Je ne supportais pas sa douleur. Notre conversation s'est terminée assez rapidement, mais elle a pris le temps de m'offrir son aide. Je lui ai dit qu'André était là, à sa façon disons...

Je devais également informer mon patron. Je lui ai demandé de dire aux collègues de penser à moi à huit heures précises mardi prochain.

L'homme de cœur qu'il est m'a confirmé qu'une bonne gang serait avec moi !

Beaucoup plus tard, j'ai appris que ma photo était sur l'écran de la vingtaine d'ordinateurs de mes collègues de travail. Ils ont tous observé une minute de silence pendant l'opération.

Plus tard, j'ai compris pourquoi je me suis sentie protégée, entourée, calme et sereine lorsque je suis entrée dans la salle d'opération. J'étais sur un petit nuage doux et moelleux...

Avant l'opération, on m'a fait un examen dans une grosse machine qu'on appelle « résonance magnétique ». Très, très impressionnant !

Cette machine prend des photographies intérieures du cerveau afin d'obtenir des images en trois dimensions et ainsi aider le chirurgien à trouver le chemin vers la tumeur pour ensuite l'extraire.

Avant d'entrer dans cette machine, je dois enlever mon chandail et mon soutien-gorge, enfiler la belle et trop grande jaquette bleu poudre attachée par deux cordons à l'arrière.

L'infirmière pose quelques questions.

— Portez-vous un collier?

— Oui.

— Enlevez-le s'il vous plaît, ainsi que vos boucles d'oreilles. (Elle n'a même pas regardé si j'en avais. J'en avais pas!)

— Portez-vous une prothèse dentaire?

— Non.

— Portez-vous un objet métallique autour de votre tête?

De toute évidence, elle croit parler à une espèce de robot transformé en humain.

— Suivez-moi s'il vous plaît.

J'entre dans une première pièce où se trouvent des écrans cathodiques et un meuble qui ressemble à ce qu'on voit dans les stations de radio, avec des boutons, des petites lumières, un micro et un infirmier assis devant une grande vitre. Derrière cette vitre (ma destination!), se trouve un immense tube – tombeau serait plus adéquat – ainsi qu'une planche où je dois m'étendre juste devant le trou central, comme si j'allais pénétrer à l'intérieur du trou d'un gigantesque beigne. J'ai pas faim.

L'infirmière me place sur la planche, me pique le bras et m'installe un tube avec un jus blanc à l'intérieur. Je n'ai aucune idée de ce que c'est. Et j'veux pas le savoir.

Ensuite, à ma surprise, elle m'enfonce plutôt brutalement des bouchons dans les oreilles! Étrange. Puis elle me place la tête dans une espèce de carcan où mon crâne ne peut absolument pas bouger.

Finalement, elle me dit de fermer les yeux et abaisse une visière sur mon visage. Je me sens prisonnière. Un sentiment de panique s'empare de moi. Dès cet instant je me convaincs que je dois faire dodo.

Mais comment dormir quand mon cœur bat à 100 km/heure. Ensuite, j'entends difficilement au micro :

— Madame, restez calme, je vous demanderais de respirer lentement. Si vous devez absolument avaler, faites-le très, très, très lentement.

Ça y est! Je veux sortir! Je veux sortir! J'ai peur de mourir étouffée! Depuis ma tendre enfance, j'ai toujours eu cette phobie de mourir étouffée. Alors, imaginez. Je suis couchée, la tête encapuchonnée dans une boîte; je ne vois rien, je n'entends que mon cœur battre avec mes oreilles bouchées et, tout à coup, la planche où je suis couchée glisse vers l'intérieur du beigne… j'ai vraiment, vraiment pas faim… Soudain, arrêt, silence. Puis un vacarme à basse fréquence de vibrations marquées sonne à mes oreilles! Je comprends que mon tombeau prend des images de mon cerveau malade.

Comment rêver à un bord de mer quand mon carré de sable repose sur les restes du *World Trade Center*? Ces terribles moments durent quarante-cinq minutes. Chus écoeurée, ben, ben tannée.

Et bien sûr, en personne responsable que je suis, j'ai amplement le temps de réfléchir aux conséquences de ma nouvelle réalité. Je veux avoir l'esprit en paix, en m'assurant que ma famille est protégée. Je dois contacter un notaire d'urgence. La veille de mon opération, je rédigerai mon testament, une procuration et un mandat en cas d'inaptitude.

Alors que j'étais sous surveillance à l'hôpital, une semaine avant l'intervention, je m'ennuyais et je tournais en rond. Ma compagne de chambre avait subi une opération au cerveau et sa tumeur était bénigne. Heureuse de la réussite de son opération, malgré une perte partielle de l'ouïe, son mari et elle ont planifié un voyage en Provence pour «fêter» sa victoire. Je la trouvais chanceuse, son calvaire se terminait par une fin heureuse. Le mien ne faisait que commencer. J'ignorais encore si ma tumeur était cancéreuse ou pas, je l'enviais. Je me sentais seule et je voulais voir mes enfants. Je reçois plutôt la visite du Dr Del Maestro.

Il m'explique comment se déroulera l'opération. Il me touche le bras et me sourit. Ma confiance est totale. Je demande l'autorisation de passer la fin de semaine chez moi avec mes enfants avant l'opération de mardi. Il accepte. Pas de folie. C'est promis.

Quel beau week-end, le soleil brille, la neige fond pendant que la chaleur s'installe tranquillement. Tout est mouillé dans la ruelle. On en profite pour jouer dehors. Édouard joue avec moi à faire rouler les cailloux dans les flaques d'eau.

Il rit et s'amuse beaucoup. Je ne peux m'empêcher de penser à la manière de lui annoncer la nouvelle de mon opération dans la tête.

Tout à coup, il trouve une petite roche pas comme les autres, blanche, un peu rugueuse, de la grosseur d'un gros raisin vert. Il la glisse dans sa poche avant qu'elle aille rejoindre les autres cailloux de sa collection.

Je lui propose de la laver et de la garder précieusement, un peu comme un trésor de pirate ! Bonne idée.

Le lendemain à l'heure du coucher, comme à l'habitude, il attend que je lui raconte une histoire. Mon idée avait eu le temps de germer. Je lui ai remis sa petite roche blanche, sa pierre précieuse laissée sur sa table de chevet.

J'ai dit :

— Tu sais, maman est allée souvent à l'hôpital dernièrement. Le docteur a découvert une petite roche dans ma tête ! Bizarre hein !? Eh bien, cette roche ressemble beaucoup à celle que tu tiens dans ta main.

Je ne suis par certaine qu'il comprend ce que j'essaie de lui dire. Il roule la petite roche blanche sur son visage, sa joue, ses lèvres, l'autre joue, son front, son nez dans un mouvement très doux et très lent. Il sourit timidement.

— Tu vois, bientôt il n'y aura plus de petite roche dans ma tête. Le docteur va aller la chercher ! Il va faire un petit trou juste ici, (en localisant l'endroit sur ma tête), et il va la sortir de ma tête parce qu'elle me fait des bobos.

— Des bobos ?

— Oui, des bobos. Mais le bobo sera parti après. Y en aura pus ! Et pour aider le docteur et maman, je vais te demander une mission.

— C'est quoi une *michon* ?

— *Missssssion*, mon chéri. Une mission c'est quelque chose de très important que tu dois faire pour aider le docteur.

— Ah.

— Alors ta mission sera de garder ta petite roche avec toi, un peu comme un jouet que tu aimes beaucoup.

— Mes autos !

— Oui oui, c'est ça ! comme tes petites autos.

Il sourit.

— Plus tard, quand la neige sera toute fondue, on ira l'enterrer comme un vrai trésor ! Comme ça, on sera sûr qu'elle ne reviendra plus dans ma tête.

Il a fait oui avec sa tête et a serré très fort la petite roche blanche dans sa main en disant :

— Veux un bisou.

Je l'ai embrassé très, très fort.

— Je t'aime mon garçon.

— T'aime maman.

Et il a fermé les yeux, le poing serré sur sa poitrine.

Je suis à la fois triste et heureuse. Cette mission si délicate m'apparaît essentielle au succès de l'opération. Bientôt ce mauvais rêve sera terminé. L'amour avec mon enfant serait ma planche de salut.

Lundi matin, ça commence à sentir le printemps. Édouard est à la garderie et Louis qui a maintenant sept mois est chez sa mamie. Le soleil me réchauffe et je m'installe sur les marches du balcon.

Je contemple l'immense épinette au fond de la cour et je peste contre les sacrés écureuils qui ont dévoré mes beaux tournesols l'été dernier. Je les compare à des rats à grosse queue qui détruisent la beauté de la nature.

Devant la vie qui se réveille tranquillement autour de moi, me vient le goût d'écrire une lettre sur tout ce qui se passe dans ma tête : l'opération, le chirurgien, l'histoire de la petite roche blanche racontée à mon fils, ma famille, mes collègues. J'écris également une lettre au bon docteur Del Maestro. Le papier n'est pas très beau, mais tant pis, c'est l'inspiration du moment qui compte.

Même s'il est tout déchiré sur un côté, je le plie et l'insère dans une enveloppe. J'y inscris : « Au docteur R. Del Maestro, à ouvrir avant l'opération ».

Je n'ai gardé aucune copie de cette lettre. Je me souviens lui avoir dit que ses yeux bleus m'inspiraient confiance. Bizarre, car il n'a pas les yeux bleus !

J'avais confondu la couleur de ses yeux avec la douceur de sa visite et sa chemise bleu pâle. J'ai écrit qu'il ne serait pas seul pendant l'opération.

Ma famille, mes collègues de travail et mes amis seront en pensée avec nous, et leurs prières le guideront jusqu'à la tumeur. J'ai ajouté que la petite roche blanche serait enterrée sous l'épinette au premier jour du printemps.

Le soleil n'est pas encore réveillé. Dehors il fait froid, c'est la nuit. André me conduit à l'hôpital. Dans quelques minutes, je traverserai la porte identifiée « salle d'opération ».

Mes enfants dorment paisiblement à la maison.

Dans la voiture, André me remet une petite caméra vidéo.

— Qu'est-ce que tu veux que j'fasse avec ça ?

— J'aimerais que tu dises quelques mots avant l'opération.

Je me sens mal, pas du tout à l'aise. J'ai l'impression qu'il croit que je vais mourir et espère un dernier souvenir de moi. Le bouton est à « *record* », je tiens la caméra avec une main, la lentille à douze pouces de mon visage.

Je parle, je parle pendant presque tout le voyage qui dure trente minutes vers l'hôpital.

Je n'avais jamais visionné ce vidéo. Et comme j'ai tout oublié, quatre ans plus tard j'ai demandé à regarder cette cassette.

En la visionnant, j'ai ressenti les mêmes émotions de nervosité, de tristesse, de confiance et de malaise que ce matin-là. André conduisait, silencieux. Ma face était enflée par le médicament (le décadron), mes lèvres étaient sèches et mes yeux encore gonflés et endormis. Il y avait de longs silences entre les phrases.

Je cherchais à dire l'essentiel, car il s'agissait peut-être de mes derniers mots aux enfants. De ce monologue, je retiens les mots suivants:

— Il y a trois choses importantes que je veux vous dire. La première, je vous aime tous les deux ainsi que papa. La deuxième, ne prenez jamais rien pour acquis dans la vie. La troisième, tant qu'y a d'la vie, y'a d'l'espoir. Et ici, y'en a pas de problème.

J'explique grosso modo le déroulement probable de l'opération et termine en disant:

— On va aller chercher la p'tite roche, on va me mettre un pansement, pis Salut-Bye! J'ai totalement confiance... ça va bien se dérouler.

Et mes larmes cherchent la sortie...

— Mes p'tits bébés d'amour, maman est désolée. J'veux pas vous faire de peine. C'est justement grâce à votre amour que je vais guérir. Chose certaine, on va revenir à la normale dans quelques mois, quelques semaines peut-être. C'est juré, c'est juré, c'est juré, c'est juré, c'est juré, c'est juré. Juré... Juré.

Devant la répétition de ce mot, je comprends maintenant que c'était ma façon de me convaincre de ma guérison.

— Je vous aime. Je vous aime tellement fort. Vous êtes encore petits ; mon petit bébé, t'as juste sept mois, tu n'comprends même pas ce qui se passe. Mais mon Dieu Seigneur que tu m'aides sans le savoir quand tu souris, quand tu ris ; ta p'tite face de bébé toute heureuse, tout innocente... Et Édouard, je sais que t'as compris des choses à ta façon, dans ton cœur d'enfant. Maman a essayé de t'expliquer avec la p'tite roche. Ça me fait tellement de bien quand tu me dis «Pus d'bobos maman, pus d'bobos». Je te crois, je te crois avec ta magie d'enfant.

— Édouard, aime ton petit frère Louis. Louis, aime ton grand frère Édouard... Et dans trois mois tout au plus, ça sera fini. En septembre on ira se promener à la montagne. [Je souris.] C'est avec l'amour qu'on réussit, puis on va réussir.

Sur ces mots, je termine l'enregistrement.

Un peu plus loin, je vois les images tournées par André lorsque j'enfilais ma jaquette bleue, mes espèces de collants blancs (pour la circulation sanguine) avec le gros orteil dégagé... celle-là, je l'ai pas comprise ! Pourquoi UN orteil dégagé ? La médecine, quel monde étrange !

Je regarde près de la fenêtre et je dis que l'arbre est sans feuilles, dépouillé. Dépouillé comme moi, je pense. Et puis je m'assois sur le lit et je chante, ou plutôt je murmure la berceuse préférée de mes enfants. Ça me calme. Les infirmiers viennent me chercher pour l'opération.

Malgré la gravité de ce vidéo, l'image qui m'a le plus bouleversée est celle de mon bébé Louis à la toute fin de l'enregistrement. Assis sur la table de la cuisine, entouré de quelques membres de la famille, il s'amuse à froisser un papier journal voulant à tout prix y goûter. Sa tête ne cesse de tourner à droite et à gauche, observant les personnes autour de lui. Il y avait beaucoup de monde en même temps... j'ai pensé... que peut-être il me cherchait? Perception, probablement. Quatre ans plus tard j'ai encore mal en voyant mon petit bébé en couche dans son pyjama avec son éternel sourire, ses beaux grands yeux bleus... Je ne t'avais pas abandonné, je te le jure.

En arrivant à l'hôpital, je remets ma lettre à la collègue du Dr Del Maestro en insistant pour qu'elle la lui remette avant l'opération. Mes parents sont déjà là. Ils semblent confiants. Je sens bien que la tension est forte. mon père a fumé comme une cheminée, il fait les cent pas; ma mère reste calme, je crois qu'elle prie. La gentillesse du personnel est rassurante. Je me sens dans un état d'esprit bizarre, comme si je flottais sur un petit nuage.

Je ne suis pas nerveuse mais plutôt calme et optimiste. Je sens une force, je ne suis pas seule. Couchée sur le lit, avec ma belle jaquette bleu poudre, ma confiance au chirurgien est totale. Je me demande s'il a lu mon petit mot sur le papier déchiré...

Des bisous, des caresses, des sourires m'entourent. Le lit roule vers la salle d'opération. On va m'ouvrir la tête! Le ventre me chatouille. On doit enlever ma tumeur puis je serai guérie et retournerai vite auprès de mes enfants.

Difficile d'expliquer le déroulement de l'opération, malgré toutes les explications du chirurgien. Il me dit que le cerveau n'a pas de nerf qui déclenche la douleur, c'est pourquoi l'opération se déroule sans anesthésie. J'entendrai tout le déroulement du fouillage de cerveau ! Horreur ! Une image me vient à l'esprit : celle de ce film de Frankenstein où le scientifique crée son monstre !

Je suis couchée sur la table d'opération dans une salle froide aux murs de couleur sans couleur. Il y a beaucoup de monde. On dirait un *party* qui se prépare ! Le chirurgien fait les présentations en expliquant les spécialités de chacun et leur rôle. Je me souviens d'un seul, l'anesthésiste, un vieux monsieur tout maigre et anglophone.

D'une part, je suis inquiète parce qu'une personne âgée perd souvent sa vivacité d'esprit, d'autre part, je me dis qu'il en a vu bien d'autres. Ma dernière image est cette horloge sur le mur en face de moi. Elle indique sept heures quarante-cinq.

Je tombe endormie et à mon réveil je sens ma tête attachée à la table ; un tissu bleu – encore bleu – recouvre mes yeux et j'entends le docteur Del Maestro :

— Carole ? Carole ?

— *Yes.*

Il m'explique qu'il a dû couper une partie de mon crâne pour se rendre à l'intérieur du cerveau. J'essaie de ne pas penser à ce que j'ai l'air en ce moment. J'imagine le morceau de calotte de deux pouces de diamètre déposé dans une assiette d'acier inoxydable à côté de moi.

Le chirurgien doit se rendre à la tumeur à l'aide d'un écran d'ordinateur avec les images en trois dimensions de ma tête, prises lors de mon examen en résonance magnétique si péniblement subi auparavant. Et pour s'assurer qu'il n'endommage pas les endroits qui gèrent

ma motricité droite et ma personnalité, il me pose conti-
nuellement des questions auxquelles je dois répondre.

— *What day is it? Where are you? What's your kids'
names?*

J'étais rassurée à cette dernière question, il avait donc
lu ma lettre. Cette question est revenue cent fois!

— *Count to ten.*

Je l'ai fait en anglais, en français, à l'endroit, à l'envers... ça finissait pus! À un moment, j'ai pensé lui sug-
gérer de lui chanter une comptine, mais j'avais peur de
les faire rire et de les déconcentrer...

J'étais réveillée comme après une nuit de sommeil.
J'avais une couverture chauffante sur moi parce que la
pièce était froide, mais après quelques heures j'ai crié:

— J'ai chaud, j'ai chaud!

Petite erreur de ma part, je l'ai dit en français et je n'ai
vu aucune réaction.

J'ai alors répété plus fort:

— *I'm hot! I'm hot!*

En moins de deux je ne sentais plus la pesanteur des
couvertures. Franchement, les mots « *I'm hot* » n'étaient
pas appropriés car je n'avais rien d'une fille « *hot* » à ce
moment-là!

À part me faire labourer dans le cerveau, j'avais très
mal au cou. Ma tête n'était pas fixée de façon naturelle
sur la table. Et quand tu as mal au cou pendant huit
heures, c'est-à-dire pendant toute la durée de l'opération, t'as mal. L'opération s'est terminée en fin d'après-
midi et mon cou était raide comme une barre d'acier.

Les infirmiers roulent ma civière jusqu'à l'ascenseur,
les portes s'ouvrent, je vois mon père, ma mère, l'air in-

quiet, et André tenant la caméra pour filmer ma sortie. Du dessous de ma couverture, je sors mes mains en signe de V, signe de victoire ! Leur regard change et je vois des sourires en quelques secondes.

J'apprendrai plus tard, lors d'une conversation avec le médecin, que mon père avait très peur de voir revenir le chirurgien et le reste de l'équipe sans civière. Pas de civière, plus de vie. À toutes les fois que les portes « morbides » s'ouvraient, mon père se levait de sa chaise dans la salle d'attente. Attendre le retour de sa fille d'une opération au cerveau, ce n'est pas comme attendre qu'on appelle ton numéro pour changer tes pneus au garage !

On me conduit aux soins intensifs. Je me rappelle le rideau bleu (vraiment obsessif cette couleur) autour de mon lit. Je me rappelle également un patient avec un bandage sur la tête d'où sortait un tube avec du sang à l'intérieur, c'était « épeurant ». Le patient me faisait penser à un cobaye sorti d'une expérience scientifique. Sa démarche était lente comme si quelqu'un lui avait arraché la moitié du cerveau. Le monde médical est décidément une planète étrange.

Je me rappelle avoir été lavée dans toute mon intimité physique par une étrangère, préposée aux malades. En quelques heures, des hommes et des femmes inconnus ont pris possession de mon corps et de ma tête. Je me sentais un cas médical sans âme.

Allongée dans mon lit, j'ai touché doucement le bandage sur ma tête. On avait rasé la moitié gauche de ma chevelure. C'était plutôt rassurant puisque je pourrais, avec un peu d'imagination, cacher ma vilaine cicatrice.

J'ignorais à ce moment-là que cette assurance serait mise à rude épreuve...

Je me suis endormie en fabulant sur les risques de ma débilité ou de ma « génialité » future. Étais-je changée ? Le chirurgien considérait que l'opération était une réussite.

Vingt-quatre heures plus tard, on me retourne à ma chambre et j'y resterai quelques jours. La première chose que je fais en entrant, est de me lever de mon fauteuil roulant et de me regarder dans le miroir de la salle de bain. Surprise, je ris devant ce nouveau « chapeau »... J'ai une tête de Q-Tips ! Même couleur, même forme, même texture. Je suis ridicule !

Puis je me suis ensuite allongée ne sachant pas comment placer ma tête. J'ai fermé les yeux et j'ai pensé à mon amie Louise étendue sur le sable blanc de Cuba... La musique, les « cubata », les vagues incessantes... Olé !

J'avais emporté une musique à me faire rêver d'évasion... *Buena Vista Social Club*. Étonnant que ce disque ne soit pas usé après toutes ces heures de fuite dans l'imaginaire. Cette musique nourrissait ma rêverie et j'oubliais ma tête de Q-Tips. J'en avais bien besoin dans cet hôpital où les infirmières entrent et sortent à tout moment. À chaque quart de travail, elles te réveillent, te dérangent et s'obstinent à ne pas te laisser dormir tranquillement. Un centre d'achat ! J'exagère à peine !

Jamais je ne me suis sentie seule, enfin, façon de parler. Les journées se passaient avec les visites presque toutes planifiées, comme si quelqu'un s'occupait de mon agenda. David, le cousin d'André, est venu de la Gaspésie donner un coup de main. Ils sont arrivés avec Édouard et Louis. Édouard avec ses magnifiques yeux bleus et ses deux ans et demi est monté sur le lit, et Louis mon bébé sourire, bien emmitouflé dans ses couvertures, me regardait d'un drôle d'air. Quelle joie, quel grand bonheur de les retrouver. Je savais que si je pleurais, ce serait les chutes Niagara… je me retenais. Je ne voulais pas troubler mes enfants… déjà que maman avait une drôle de tête ! J'aurais voulu les serrer très fort dans mes bras et leur dire « Maman est là, maman est là pour toujours »… J'ai dit « ma petite roche blanche est partie ! » et mon grand garçon a souri. J'étais guérie, du moins je le croyais. « *Take the rock off and get it over with.* »

Les heures et les jours suivants sont remplis de sourires, félicitations et cadeaux. Je me rappelle la visite de mon patron ! Quelle surprise ! Un homme que j'admire pour sa droiture et sa compassion. Il m'a offert deux petits compagnons en peluche. Incapable de choisir entre les deux, il a pris les deux ! Je les ai baptisés « Hopi » et « Tal ».

Dans la même journée, j'ai accepté la visite de deux jeunes bénévoles. Un garçon et une fille, de seize ou dix-sept ans. Anglophones, ils se sont exprimés difficilement en français. Après avoir frappé timidement à ma porte, ils m'ont demandé si j'avais besoin de compagnie. J'ignore pourquoi j'ai accepté, j'étais rarement seule. J'avais plutôt l'impression de leur faire plaisir en acceptant. Bizarre, non ?

Et comme je ne les connaissais pas, j'ai parlé, parlé, parlé, la gueule ne m'arrêtait pas ! J'ai expliqué presque dans les moindres détails le déroulement de l'opération.

Inconsciemment, je savais que je ne risquais pas de les blesser. Aucune attache affective avec moi. Ils m'écoutaient, souriaient un peu embêtés, plutôt silencieux. On aurait dit que je m'exorcisais ! Je sortais le gros méchant... Trente minutes plus tard, ils sont partis. J'avais la tête lourde et j'ai fermé les yeux presque instantanément.

J'ai été une patiente extrêmement choyée. Ma chambre était remplie de fleurs, de plantes, de sucreries. En général, les gens sont quasi muets devant un malade. C'est normal, on ne trouve pas les mots. Mais la pensée, la présence des gens qu'on aime est réconfortante. J'étais contente d'être entourée.

De façon générale, je suis une personne solitaire et j'ai toujours pensé que si un jour on m'annonçait ma mort, je ferais comme les animaux, j'irais me cacher pour mourir.

Maintenant je réalise que les gens autour de moi, ceux qui m'aiment, prennent beaucoup plus d'importance dans ma vie que je le croyais.

Avec toutes ces visites et ces babillages, mon corps a flanché. Il avait besoin de calme et de repos. Lorsque ma belle-sœur Maude est entrée dans ma chambre, mon corps s'est mis à trembler... Ma tête est partie dans tous les sens... je voyais les tuiles du plafond... mes yeux roulaient et puis... le noir.

Recroquevillée comme un petit bébé au coin supérieur du lit, les mains agrippées aux barreaux du lit, j'ai ouvert les yeux. Combien de minutes, de secondes se sont écoulées ? Où suis-je ? Où ? Que s'est-il passé ? Un silence interminable... À quelques pouces de mon visage, un homme. Quel beau visage... mais yé donc ben beau. J'ai l'impression de le connaître. Qui est-il ? Il sourit. Mais oui !

C'est le médecin qui accompagnait le chirurgien lors de l'opération. Celui qui a fouillé dans mon cerveau. C'est dire qu'il me connaît en « profondeur » ! Mon cerveau a fait patate. Il me regarde toujours, il y a des gens derrière lui. Il dit :

— Bonjour. vous êtes à l'Hôpital Neurologique de Montréal, vous avez eu une convulsion. Vous vous rappelez votre nom ?

Mais bien sûr que je me rappelle mon nom. Quelle question ! De toute évidence mes cellules ont repris leur place. Puis je vois mes parents… je crois. Ou est-ce plus tard ? Ma mémoire est dérangée. Je me rappelle avoir supplié ma mère de rester avec moi mais c'est vague, peut-être était-ce un rêve ?

Après une nuit de sommeil, j'aperçois ma mère couchée sur un lit de camp près du mien.

— Maman ! Qu'est-ce que tu fais ici ?

Elle m'explique qu'elle veut rester près de moi. On me garde cinq jours à l'hôpital avec obligation de prendre du « dilantin », un médicament qui améliore la circulation sanguine à l'intérieur du cerveau, diminuant ainsi les convulsions possibles. Le chirurgien m'annonce que je ne pourrai pas conduire et que la SAAQ en sera informée. Malheur ! Je ne veux pas me retrouver au temps où je faisais trois heures d'autobus pour me rendre à l'école d'architecture, mais je devrai m'y faire, du moins pour quelque temps. Il est bien de ne pas savoir ce que l'avenir nous réserve. J'espérais retourner travailler… bof… dans deux ou trois mois, tout au plus ! Drôle, très, très drôle.

De retour à la maison, j'ai de jolis points de suture noirs, «tous bien alignés en forme de C» (C pour Carole ou pour calvaire?) sur mon cuir pas encore chevelu, représentant un obstacle majeur qui dérange la valse de mes doigts lorsque je lave mes cheveux restants.

Quelques jours plus tard, j'ai rendez-vous avec une infirmière du CLSC qui m'installe sur une civière pour retirer les nœuds. Toute souriante, elle semble vouloir me rassurer et, roulant ses «r», me dit:

— Ça vous fera pas mal ma p'tite madame, vous ne sentirez rien.

Et moi, je ris et je pense... «on m'a découpé le crâne et fouillé le cerveau, c'est quand même pas vos p'tits ciseaux qui vont me faire évanouir!». Mais je n'oserais pas blesser cette dame toute gentille, toute «précautionneuse», en verbalisant mes pensées. Alors je lui réponds.

— Ah! Vous me soulagez.

Et son sourire s'agrandit pour me montrer ses jolies dents. Avec une lenteur extrême, elle découpe tous les petits nœuds, un à un avec une grande assurance mais avec un visage complètement crispé.

— Oh, que vous avez une belle cicatrice!

— Merci. (Comme si j'en étais l'auteure!)

— Voilà, c'est terminé. Vous voyez? C'était pas trop souffrant!

— J'suis contente que ce soit fini. Merci beaucoup. (J'peux-tu m'en aller là?)

Plus tard, exactement neuf jours après l'opération, j'ai rendez-vous avec André pour une sortie bien spéciale... on joue la *Bohème* de Puccini. L'opéra est un de nos intérêts communs. J'avais pris un abonnement pour la saison, l'automne dernier.

J'éprouve un grand besoin d'évasion et un désir de me laisser transporter par la musique. J'avais réussi à cacher ma cicatrice et je portais une jolie robe.

Je me sentais bien assise près de mon amoureux, mon bras sur le sien, ma tête sur son épaule à la fin de la soirée. J'étais une femme amoureuse et heureuse d'être vivante. La vie reprend donc son cours normal et maman prend de mes nouvelles à tous les jours. Je profite de ma liberté car je devrai retourner à l'hôpital pour recevoir de la radiothérapie afin d'éliminer toutes traces de «bibittes». Radiothérapie, ça mange quoi en hiver ? Il s'agit de brû-ler, de tuer les mini cellules cancéreuses de mon cerveau. Gare à ceux qui souffrent de claustrophobie faciale !

En principe, je dois recevoir cinq jours consécutifs de radiothérapie. Cependant, la semaine de ces traitements est la semaine sainte, donc raccourcie d'une journée, celle du Vendredi saint. Les séances sont réduites à quatre en quatre jours, donc une dose plus forte. Les risques de perdre mes cheveux sont plus élevés, mais pas systéma-tiques. En me croisant les doigts, ma tignasse rousse sera peut-être épargnée. Le premier rendez-vous a été très pénible…

Couchée sur une table avec mon éternelle jaquette bleue, les infirmières stabilisent ma tête et – horreur ! – viennent *m'étouffer* avec une feuille de plastique blanche d'environ un quart de pouce d'épaisseur, pleine de minus-cules trous à la surface. On la presse sur mon visage et on la moule parfaitement à mes formes. Je la sens chaude et pesante car les mains de mes assassines appuient sur tout mon visage. Et comme si ce n'était pas assez, elles vissent cette forme sur la table comme pour m'emprisonner. J'étouffe! J'étouffe! Je n'ai que de petits trous pour respirer. Je dois retrouver mon calme et garder les yeux fermés.

Puis, après quelques calculs et discussions sur je-ne-sais-quoi, les infirmières poussent le bouton « *On* » et je reçois le baiser mortel des cellules cancéreuses de la radiothérapie. Il se dégage une certaine chaleur et une bizarre d'odeur. J'ignore le temps que tout cela prend, j'ai l'impression de cent ans.

Les « gentilles et méchantes » infirmières m'offrent de garder le masque. Bizarrement, j'accepte de rapporter cet instrument de torture. Jamais je n'ai vu de masque aussi hideux de toute ma vie. Je l'ai caché pour ne pas faire peur aux enfants…

C'est la période de Pâques, celle des réunions familiales. Je reçois la visite de Benoît, mon patron, accompagné de Sylvie, une collègue de bureau. Les gens se sentent impuissants devant la maladie ou le malheur des autres. Il n'y a pas de phrase magique. Les mots ne sont pas toujours nécessaires. Mais l'écoute, les regards touchants, les sourires, les câlins ont été pour moi mon médicament naturel, plus fort que les pilules. J'ai raconté à Benoît combien j'étais chanceuse d'avoir un bébé facile et paisible comme Louis… Comme si Dieu avait choisi cet enfant pour alléger mes souffrances dans les moments difficiles. Il ne faisait aucun doute que bébé Louis était un petit ange envoyé du ciel.

Un jour, j'ai lu dans mon biscuit chinois « La médecine soigne, la nature guérit. » J'ai frotté le papier entre mon pouce et mon index et l'ai placé dans mon porte-feuille, bien en vue sous la photo de mes enfants et mon amoureux. Je l'ai encore dans mon portefeuille, mais la photo de famille a été remplacée…

J'ai subi plusieurs examens dans trois hôpitaux diffé-rents : radiographie, CT-Scan, résonance magnétique, analyse des os, biopsie et mammographie. Souvent, après une longue attente, je me demande combien de temps encore mes fesses pourront tenir sur les sièges inconfor-tables des salles d'attente ; souvent coincée entre deux murs délavés et décorés de traces de plâtre jamais re-peintes.

Le personnel s'affaire comme des abeilles autour d'une ruche. Il y a longtemps que j'ai fini de tourner les pages de la vieille revue fripée. J'aurais pu apporter un livre, mais je suis incapable de me concentrer. J'ai juste hâte qu'on appelle mon nom.

Un jour, je me suis présentée pour une mammogra-phie. Je me serais cru dans le hall d'entrée d'une riche clinique privée réservée uniquement aux « madames » riches. Tout était tellement différent de ce que j'avais vu jusque-là. C'était neuf, clair, vaste, et ça ressemblait à tout sauf à une salle d'attente d'hôpital ! Des couleurs bronze, écru, des accessoires qui brillaient, de gros vases avec des fleurs multicolores, des reproductions d'artistes réputés… c'était magnifique. Et les fauteuils !… on aurait pu y faire la sieste tellement c'était confortable et moelleux. Quel bel endroit.

J'ai alors compris à quel point l'image de la femme est profondément ancrée dans l'univers de l'Homme. Il est vrai que le sein donne la vie à l'enfant et que le corps de la femme est souvent objet de désir pour l'homme.

Difficile peut-être de comprendre ma réaction mais j'étais vraiment frustrée. Frustrée de voir que ce budget était destiné à la prévention et la guérison d'un seul et unique cancer, celui du sein, pourtant pas plus dévastateur que n'importe quel autre. J'ai compris qu'il s'agit d'un cancer très médiatisé : marches, levées de fonds, mise en marché de bracelets et rubans roses jusqu'à, en plus, la production d'une pièce de monnaie ! Je trouve cela totalement injuste pour les autres types de cancer... donnerait-on autant d'argent pour le cancer du rectum ? Je n'ai jamais vu de bracelet brun pour ça ! Peu importe où se trouve le cancer. Peu importe son caractère ou son nom. Peu importe la victime. Tous les cancers se valent, frappent indistinctement et devraient recevoir la même attention.

À la première journée du printemps le sol est encore gelé. Impossible d'enterrer la petite roche blanche tel que promis. J'attends que le soleil s'y mette. Quelques semaines passent et enfin André creuse un petit trou à la base de notre majestueuse épinette qui trône dans la cour arrière. Les deux garçons regardent leur père creuser. Édouard veut aider son papa, il prend la pelle et dégage quelques grains de terre. Louis ne comprend pas mais c'est pas grave, c'est drôle de faire des trous ! Édouard sort de sa poche la petite roche et la dépose dans le trou. Il me regarde et sourit. Je souris aussi et je dis, en lui faisant un p'tit clin d'œil :

— Tu peux remettre la terre par-dessus maintenant. Elle disparaîtra pour toujours, comme celle que maman avait dans la tête.

De ses mains, il prend la terre à côté du trou et la fait glisser sur la roche. Il l'enterre. Nous sommes tous les quatre silencieux. J'ai l'immense conviction, avec ma casquette sur la tête pour réchauffer mes quelques poils, que le cauchemar est fini. Bel et bien fini. Et voilà Louis, mon bébé sourire, qui, avec ses petites mains dodues, décide d'aller chercher la roche cachée.

— Non ! non ! lui dit Édouard. Et mon grand garçon retire rapidement la main de son petit frère.

— Faut qu'a reste là ! Touche pas ! insiste Édouard.

Je souris et je m'approche de Louis qui ne comprend pas pourquoi il ne peut pas jouer avec la p'tite roche. J'aurais voulu éterniser ce moment, arrêter le temps. Je me sentais bien et surtout tellement heureuse. Malheureusement, une visite surprise m'a fait redescendre de mon petit nuage familial. Maude est arrivée et notre bulle s'est envolée.

La petite roche est toujours là, endormie sous l'épinette. Les jours passent tranquilles, maman est souvent avec moi, elle s'occupe des enfants.

Un jour je reçois un appel… du démon. Silencieuse, je fixe le mur devant moi. Je sens une épée me transpercer le cœur. Je m'effondre par terre en tenant ma tête à deux mains, le front collé au plancher. J'y reste longtemps… Je pleure, je vois devant moi un avenir très sombre…

CHAPITRE II

Je l'ai barbouillée
à l'encre noire

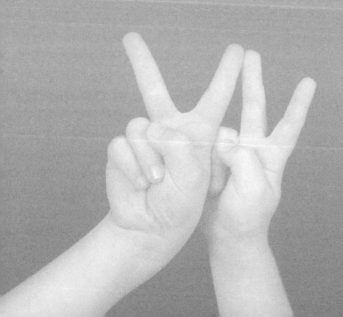

J'ai un cancer… du poumon. Évolution rapide. Je n'ai pas encore trente-huit ans, un bébé de sept mois et un garçon de deux ans et demi. Ma mère chérie me dit souvent qu'il y a toujours deux côtés à une médaille, un côté positif et un côté négatif, et que je suis la seule à pouvoir choisir de quel côté regarder. Mais cette fois, je réalise qu'il y a aussi une épaisseur… celle de la peur, du désespoir et de l'incertitude.

— Non, ça se peut pas, il faut pas, j'veux pas mourir, j'ai deux enfants, deux bébés qui ont besoin de moi. Non, non, j'veux pas. Mes enfants !

Ma mère avait tout deviné, elle savait que j'attendais des résultats d'examens. Elle tente de calmer mon bébé pour alléger l'atmosphère. Elle a aussi mal que moi.

Elle a un moral d'enfer, une foi inébranlable, une compassion infinie et une générosité immense. Elle ne saura jamais à quel point je l'aime et l'admire. Les mots sont parfois si faibles. Et faible, je le suis.

La croyance et la conviction que cette petite roche blanche était partie et que j'étais guérie pour toujours était tellement forte. Cette nouvelle me tue. J'allais mourir, c'est sûr. Quatre-vingt-huit pour cent des malades du cancer du poumon en meurent.

Cauchemar! Je suis anxieuse de l'annoncer à André car j'anticipe sa réaction: «J'te l'avais dit. C'est de ta faute! T'as fumé toute ta vie!». Je crains de perdre son amour. Le souvenir d'une phrase dite plusieurs années auparavant refait surface: «En tout cas, si tu meurs à cause de la cigarette, ne t'attends pas à c'que j'pleure à tes funérailles.»

Sa mère, décédée d'un cancer une année avant notre rencontre, fumait également. Pendant nos onze années de vie commune, André parlait peu de sa mère, il se limitait à répondre à mes questions. Elle s'était éteinte dans ses bras à l'hôpital sans qu'il ne verse aucune larme. Il lui en voulait beaucoup je crois. Et voilà que dix années plus tard, la même épreuve lui tombait sur la tête…

De retour à la maison, j'ai demandé à André de me suivre au sous-sol. Je ne voulais pas parler devant les enfants. En descendant les escaliers, j'avais l'impression de descendre en enfer. Assise en face de lui, je lui ai parlé de mon entretien téléphonique avec l'hôpital. Ses bras croisés, son visage tendu et surtout son silence m'ont gelé le cœur. J'étais devant un mur de glace… De toutes mes forces, j'ai crié ma rage et mon désespoir:

— NON. NOOOOOOON!!! en balançant ma tête par en avant, le corps plié en deux. Pas moi, pas moi, j'ai deux enfants. Ça peut pas être moi. Mon Dieu, pourquoi moi? Pourquoi? Ça arrive juste aux autres! Non! j'suis pas capable! Pas moi! Pas moi!

J'étais défaite, la mort était évidente, presque certaine. Ma détresse était immense et son silence encore plus lourd. À genoux, mes mains accrochent celles d'André debout devant moi. Je suis complètement effondrée. Ma rage est plus forte que ma tristesse. Mes enfants sont en haut avec ma mère. Édouard descend les escaliers, me voit par terre et me demande :

— Pourquoi t'as crié maman ?

Que répondre ? « Je suis très malade… maman va mourir » était ma réponse silencieuse. Je l'ai plutôt entouré de mes bras et j'ai chuchoté :

— Maman est tombée… je me suis fait mal.

Il m'a regardée un peu perplexe puis il est reparti en courant rejoindre sa mamie en haut.

Les mains auxquelles je m'agrippais étaient molles. Le regard de l'homme que j'aimais était vide. Aucun mot n'est sorti de sa bouche, aucun réconfort, rien. Vide. Zéro. Je ne comprenais rien à sa froideur, tout en sachant en même temps.

Beaucoup plus tard, j'ai appris qu'il tentait de réprimer sa rage. À partir de ce moment-là, notre relation n'a plus jamais été la même. J'étais complètement démolie. Souvent, après le départ de mon fils pour la garderie avec son papa, je me recroquevillais comme un chien blessé, sur le plancher. Je pleurais et je rageais en même temps. Je savais que mes chances de survie étaient minces. Il fallait penser aux enfants.

Mon bébé était avec moi puisque j'étais en congé de maternité, mais je ne pouvais plus m'en occuper. Maman m'aidait. Je lui ai demandé de prendre le livre de bébé de Louis et d'y inscrire son développement et sa vie. Depuis la naissance d'Édouard, je me faisais un devoir d'écrire les moments importants de leurs vies. Un jour, ils seront peut-être contents de découvrir leurs débuts dans le monde. Louis est resté avec ma mère quelque temps, loin de moi, car mes parents habitent à l'extérieur de Montréal. Je m'en voulais de me séparer de mon bébé sourire.

Lorsque surviennent les épreuves, on sent les gens autour de nous devenir plus conscients de leur fragilité. Je reçois des mots d'encouragement sincères. Aussi, pendant cette période, la présence de ma sœur Anne refait surface dans ma vie. À l'âge de dix-neuf ans, on l'a déclarée diabétique. Cette épreuve a grandement affecté toute notre famille. Avant ma maladie, nos rencontres se limitaient aux visites chez nos parents ou aux rencontres de hasard.

J'ai alors retrouvé ma petite sœur, la grande complice de mon enfance. Peu de mots sont nécessaires entre nous. Un regard, un sourire en coin et on se comprend. Elle fait partie de ma vie au même titre que mes parents. Peut-être croyait-elle que sa grande sœur « partirait » bientôt... ?

Un jour elle m'a remis une bague. Elle avait la même, symbole de notre union renouvelée. J'aime ma sœur profondément... nos bises étaient devenues plus chaleureuses qu'à l'habitude.

Je tiens à parler aussi de toi Gisèle, car pendant toute cette période et les mois qui ont suivi, tu as toujours été disponible pour nous aider. Cette tante d'André est une femme de cœur pour qui la raison de vivre est les enfants. Elle-même grand-mère de sept petits-enfants, Édouard et Louis sont toujours heureux de la voir et de « profiter » de ses bontés !

Entre les visites à l'hôpital et la maison, les idées noires se bousculent dans ma tête. Un jour, alors qu'il faisait un temps magnifique, je suis allée me balancer au parc derrière la maison. Pour me calmer peut-être. Que vais-je devenir ? Je suis maman de deux jeunes enfants qui ne savent pas ce qu'est la mort… C'est définitif la mort. Je me sens trembler et doucement je me balance, les pieds sur le sol sablonneux. Je fixe une paille semi-enfouie… je dois m'accrocher comme cette petite paille qui résiste au vent. Je dois rester positive et me répéter que tout ira bien. Une autre voix me dit l'inverse, cette autre voix intérieure qui est sans espoir, celle qui est négative et sombre. Pour faire taire cette voix, je me balance encore plus fort. Je regarde le ciel, je veux le toucher avec le bout de mes pieds. Le bruit du vent dans mes oreilles me pousse à me balancer encore plus fort. « Regarde comme c'est beau et accroche un beau sourire à ton visage… » me dit le vent. Tout à coup, dans ce ciel j'aperçois le clocher de l'église, là où mes enfants ont été baptisés. J'arrête le cri des chaînes rouillées de la balançoire, je me dirige vers l'église.

Tous les samedis soirs de mon enfance, nous allions à l'église, ma mère, ma sœur et moi. Je m'ennuyais la plupart du temps. Je ne comprenais rien aux paraboles du curé. Ma seule occupation durant ces visites était d'observer les narines de ma mère grossir lorsqu'elle se mettait à chanter les cantiques religieux. D'autant plus qu'elle chantait faux. Elle chante toujours faux d'ailleurs, mais elle y prend plaisir. C'est aujourd'hui un souvenir heureux.

À l'adolescence, l'église ne représentait pas grand-chose pour moi. Je trouvais ces rites ennuyeux. J'ai cessé de la fréquenter sauf à des occasions spéciales. Toutefois, je n'ai jamais perdu la foi en Dieu. Je ne crois pas qu'on naisse, qu'on vive, qu'on meure et que tout cela soit sans but. Pour moi, il y a quelque chose de plus, l'évolution, l'épanouissement, la compréhension. Un guide, une force universelle nous unit, nous aide à grandir et l'église représente un lieu de réflexion.

Je me dirige donc vers ce clocher pour prier, parler. «Merde», les portes sont barrées. Je suis déçue, je n'ai pas le goût de rentrer chez moi, toute seule. Je me dirige donc à la fabrique, juste à côté. Je sonne et une dame interrogative et peu souriante me répond. J'ai juste le goût de m'en retourner devant son air de «beu»! Je ne sais pas quoi dire.

— Est-ce que je peux voir le curé?

— C'est à quel sujet?

— Euh… J'ai besoin de lui parler.

— Un instant, je vais voir s'il peut vous recevoir.

J'attends… C'est plutôt froid ici, on ne retrouve pas la beauté d'une église, c'est sûr. Puis le curé me reçoit, il semble un peu irrité. Je lui dis que je voulais prier mais que les portes étaient closes. Plus ouvert, il me demande de le suivre dans une toute petite pièce (à peine plus grande qu'une salle de bain, on est loin de l'église!) où se trouvent une fenêtre et deux fauteuils en bois et cuirette usée, placés en face-à-face.

Je ne sais par où commencer et je pleure. Je pensais que je pouvais me le permettre même s'il me connaît à peine et ne se souvient pas de mes enfants. Il ne fait pas partie de ma famille ni de mes amis. Alors je déballe toutes mes inquiétudes, mon opération, ma survie, les conséquences, mes enfants. Au Secours! Il parle peu, il m'écoute et me dit:

— Dieu vous aime, il vous aime vous, votre conjoint et vos enfants. Nous ne comprenons pas toujours les épreuves qui nous arrivent. Mais soyez assurée que vous n'êtes jamais seule. Dieu vous aime.

J'ai pleuré, j'étais gênée, je l'ai remercié et je suis partie. Cette rencontre m'a fait du bien. Comme après le ménage du printemps, je me sentais plus légère. J'avais le sentiment d'être un peu plus forte pour affronter les épreuves à venir…

Je suis de moins en moins capable de m'occuper de mon bébé Louis qui n'a que sept mois. D'urgence nous demandons à la garderie de devancer de quatre mois l'entrée de mon enfant. Ils sont compréhensifs et répondent à notre demande. Je me retrouve seule avec un énorme sentiment de culpabilité d'avoir abandonné mon bébé. Je me sens une mère ingrate. Malgré ma fatigue, j'aurais dû être capable… je me reproche mon incapacité.

Un soir que nous sommes à table avec mes parents, qu'Édouard placote et oublie de manger, que Louis bouffe comme un ogre, je passe tout bonnement mes doigts dans mes cheveux. Brusquement, je m'arrête car la sensation n'est pas habituelle.

Je regarde entre mes doigts et je tiens une poignée de cheveux avec un alignement parfait de racines. Nous nous regardons, André, ma mère, ma sœur, mon père et moi. Pas un mot n'est dit. Je m'y attendais un peu. J'espérais que peut-être, peut-être? … mon œil! Je me demandais quoi faire avec ça. Paniquée, j'ai remis mes doigts dans mes cheveux. Un simple souffle sur ma tête pouvait les faire disparaître, mon cuir chevelu était extrêmement sensible, j'avais peur…

Quelques années plus tard, j'ai appris que mon père écrivait ses émotions pendant les moments difficiles de ma maladie. Un jour, il m'a remis ce texte qui m'a profondément émue :

J'ai en tête les quelques minutes de samedi dernier, bien installé à la table de cuisine chez Carole ; et elle passe sa petite main dans ses beaux cheveux roux et en retire une poignée pleine, c'est le début de la perte de ses cheveux… J'ai encore en mémoire son visage et ses grands yeux qui me regardent, les quelques larmes d'une petite fille qui semble vouloir me dire, papa j'ai peur, papa j'ai mal, papa pourquoi moi, papa aide-moi, papa je suis fatiguée, papa je ne peux pas faire le grand voyage, car j'ai deux petits bonhommes qui ont besoin de moi, papa fais-moi rire encore…

À l'heure du coucher des enfants, j'ai l'esprit ailleurs. Plus tard dans la soirée, ma mère avec son optimisme éternel et ma « design » de sœur essaient de me vendre sous pression l'idée d'une coupe au rasoir. Ras, ras, ras ! Ai-je le choix ? André, avec son arme, appelée *clipper*, est prêt à l'attaque.

J'ai quatre bêtes « pro-scalpeuses » curieuses de voir ma transformation. Assise sur un banc, la tête penchée en avant, découragée, je regarde mes cheveux tomber à mes pieds. On dirait une poule qui se fait déplumer. Je me sens dépossédée.

Le travail terminé, j'entends mon auditoire :

— Wow ! c'est *cool*, t'as un beau crâne, c'est pas si pire que ça, ta tête est ronde, inquiète-toi pas, de toute façon ils vont repousser…

J'avais juste le goût de leur dire « VOS GUEULES ! ». Je frotte donc mon « beau » crâne et c'est rugueux. Je me

lève pour me regarder dans le miroir. Horreur ! J'ai l'air
d'une œuvre inachevée de Dieu. Je suis laide, mon visage
est impassible. Je tente d'être positive, il me reste un
huitième de pouce de cheveux qui traînent encore mais
c'est inégal, il y a des parties avec des poils de carotte et
d'autres complètement lisses.

— André, rase tout jusqu'au cuir chevelu.

Aussi bien assumer ma condition de laideronne. Le
plus effrayant est cette cicatrice en forme de « C » au-
dessus de l'oreille gauche. Je me fais carrément peur,
madame Frankenstein vient de naître…

Le lendemain matin, mon plus vieux me demande
pourquoi ce foulard sur la tête, puisque ce n'est pas dans
mes habitudes d'en porter un. Je m'assois sur le plancher
à sa hauteur et je lui explique qu'après avoir enlevé ma
petite roche, le docteur m'a donné des médicaments pour
mieux guérir.

Pas facile d'expliquer à un enfant que la radiothérapie fait tomber les cheveux. C'est pourquoi je lui dis en
souriant :

— Tu sais les médicaments sont parfois très forts. À
cause de ça je perds mes cheveux.

Il regarde toujours mon foulard et j'ajoute :

— C'est pas grave, maintenant je vais être à la mode !

Je retire alors mon foulard. Mais lui, il s'en fout de la
mode. Il ne sait même pas ce que c'est la « mode » ! Je lui
prends alors la main et je tente de la déposer sur mon
crâne. Il la retire aussitôt, il ne veut pas me toucher.

— Maman, pas beau, l'aime pas ça.

Les mots étaient inutiles car son expression était très
claire. Il a bien raison, c'est affreux, un crâne nu sur une

femme de trente-huit ans dont la chevelure rousse faisait partie de sa personnalité et l'objet de sa fierté.

— C'est pas grave mon chéri, tu sais, les cheveux ça
repousse !

Et il est parti comme s'il ne voulait plus me voir.
J'étais gênée, honteuse et laide. Ironiquement, mon bébé
de sept mois, avec son visage heureux me regardait en
souriant. S'il avait pu parler il m'aurait dit : *maman, t'es
drôle !*

À travers tous ces bouleversements, nous avons eu le
privilège de pouvoir compter sur l'aide de Francine, la
tante d'André. Venue de la Gaspésie, elle est restée presque deux mois à s'occuper des enfants, du ménage et des
repas. À la fois présente et discrète, elle était toujours
sensible à nos besoins. Le soir, elle restait à la cuisine à
regarder la petite télévision pendant que nous étions tous
au salon. Elle ne voulait pas déranger notre vie familiale.
Je trouvais ça injuste et j'insistais pour qu'elle se joigne
à nous ! Mais elle préférait s'effacer. Généreuse Francine,
toujours disponible à donner sans compter. Je te remercie
du plus profond de mon cœur.

Bientôt ce sera mon anniversaire, trente-huit ans,
deux enfants. Je passe mes journées en solitaire à la maison. André travaille et les enfants sont à la garderie. Je ne
travaille plus, mon congé de maternité s'est transformé
en congé de maladie. Je ne sors plus, je tourne en rond
toujours et je me questionne sur l'avenir de notre petite
famille.

Ma grande amie Louise m'invite à dîner pour mon
anniversaire. Je ne suis pas très en forme mais je suis contente d'être en sa compagnie. Nous décidons d'aller au

petit resto situé au bout de la ruelle derrière chez moi. Au moment où je ferme la porte de la maison, j'entends plusieurs voix s'approcher. De quoi s'agit-il? On dirait une manifestation. Soudain, derrière l'épinette, j'aperçois des pancartes comme dans une manifestation, mais les manifestants sont des personnes que je connais. Mais oui! Ce sont eux! Mes collègues de travail, ceux qui m'ont écrit, téléphoné, encouragée. Ils sont là avec leurs sourires, leurs pancartes! Ils me scandent des mots d'amour! Je suis abasourdie, aucun mot ne sort de ma bouche. Que font-ils ici? Je les regarde entrer sur le terrain comme dans un film. Ils s'approchent et je sens une immense chaleur m'entourer.

Je n'ai pas de mots, mes yeux parlent pour moi. Sur les pancartes, je lis «On t'aime Carole», «Carole on est avec toi», «On vote pour toi Carole». Je me cache le visage, embarrassée et très gênée par toute cette attention tournée vers moi. Je suis bouleversée. Une à une, presque une vingtaine de personnes m'embrassent, me serrent dans leurs bras. Ma casquette bouge trop, il n'y a plus de cheveux dessous pour la retenir, et je me dis que je dois avoir l'air bien malade... avec cette face gonflée. Et puis je m'en fous. *Bonne fête Carole, Bonne fête...*

On m'offre deux cadeaux. Le premier, un cahier de leur confection avec des images amusantes de notre milieu de travail et le deuxième une immense photo qu'ils déroulent sur un papier de quatre pieds sur six où tous les visages de mes collègues, souriants, encourageants, me signifient qu'ils sont là avec moi.

Je suis sous le choc, j'ai juste le goût de pleurer et mes yeux sont encore plus gonflés, mais pas de fatigue cette fois… Les mots ne viennent pas, je ne peux que répéter « merci, merci, merci, vous êtes donc ben fins »… Je ne sais pas comment exprimer ma gratitude. Je sais qu'ils ont senti à quel point ma surprise était grande et surtout à quel point leurs témoignages d'amour m'ont fait chaud au coeur et donné de l'espoir. Toutes ces émotions avec si peu de mots… ces mots devenus inutiles…

Une fois les vœux échangés, malgré mon invitation à rester, ils sont repartis comme ils étaient venus, en laissant les pancartes, les cadeaux et surtout un cœur gonflé d'amour et de reconnaissance. Cette immense photo fut longtemps exposée sur le mur de mon corridor ; il n'y avait pas d'autres murs assez grands pour la recevoir ! Je la regardais dix à vingt fois par jour, j'ai observé leur visage, un à un. J'y ai vu la complicité, la franchise, une profonde générosité. Leur support est resté présent tout au long des mois qui ont suivi. Ma reconnaissance pour eux est immense et reste gravée dans mon cœur à tout jamais. Merci les amis.

J'avançais dans ma vie comme sur une corde raide. Jamais certaine de traverser ou de tomber. Après l'annonce mortelle, j'ai rencontré un pneumologue qui m'a expliqué clairement que mon état était peu prometteur. Je l'ai écouté froidement et j'ai demandé :

— Est-ce que je peux guérir ?

Après un court silence, il m'a répondu doucement :

— Il n'est pas facile de se débarrasser d'un cancer du poumon, ce sera difficile.

Je pensais que je vivais un drame et que je ne pourrais jamais en sortir. J'étais défaite. Pourquoi entreprendre des démarches de chimiothérapie si mes chances de guérison sont presque nulles? Aussi bien arrêter la torture maintenant plutôt que de prolonger artificiellement et péniblement ma vie. J'en étais là dans mes réflexions après cette rencontre.

Il me fallait transmettre ces mauvaises nouvelles à André. Je nous revois debout, face à face, chacun de notre côté de l'îlot de la cuisine. Je lui ai dit que mes jours étaient comptés… Il n'a rien dit. La panique s'est emparée de moi et j'ai dit :

— Ils ont besoin d'une mère, j'peux pas accepter qu'ils grandissent sans maman.

Pour me convaincre, je me mets à donner des coups de poing sur le comptoir et je crie comme une hystérique :

— TROUVE-LEUR UNE MÈRE! TROUVE-LEUR UNE MÈRE! TROUVE-LEUR UNE MÈRE! PROMETS-MOI! ILS ONT BESOIN D'UNE MAMAN! C'EST SÛR QUE JE VAIS MOURIR, IL LEUR FAUT UNE MAMAN!!!

Il écoute, me regarde, toujours les bras croisés… J'ignore s'il comprend mon désespoir, je suis incapable de deviner ce qu'il pense. Je n'ai aucun souvenir de la suite.

Depuis l'annonce de ma tumeur au cerveau, je prends un médicament qui insidieusement modifie mon corps. J'ai un appétit d'enfer, je n'arrête pas de manger. Cela tourne à l'obsession. Mon ventre grossit presque à vue d'œil. Cette pilule maudite prise pendant plusieurs mois modifie mon visage. Il gonfle et gonfle comme si on me soufflait de l'air par les narines. Je suis affreuse et l'image que j'ai de moi est bien laide. Cet état m'incite à rester à la maison. André en souffre, mais il ne s'en plaint jamais.

Le soir après son travail, il me raconte sa journée et ça me fait du bien d'entendre autre chose que les mots opération, médicament, cancer, hôpital. Il s'occupe bien des enfants. Rien à lui reprocher sur son rôle de père. J'aurais tant voulu qu'il prenne soin de moi comme il savait si bien le faire avec les enfants. À mes yeux, notre maison était devenue triste. Mais c'est un peu ce que j'ai voulu… car à sa question « Comment je peux t'aider ? Je sais pas quoi faire. », je lui avais répondu : « occupe-toi des enfants, c'est le plus important ». Mission accomplie, quoi !

Les jours et les semaines ont passé… avec l'inconfort de ma casquette qui avait au moins l'avantage de me réchauffer la tête constamment gelée. Le corps aussi était toujours gelé. J'avais froid à l'âme et à la peau. Ma casquette devenait impérative même à l'intérieur de la maison. Mes sorties se résumaient à l'hôpital pour des examens, radiographies, scanners, une biopsie et encore des radiographies. C'était à se demander si je ne dégageais pas une certaine menace radioactive pour mes accompagnatrices ! J'avais la chance d'être accompagnée soit de ma mère, de ma sœur ou d'une amie pour ces visites « paroissiales » chez les spécialistes, infirmières, techniciens de laboratoire, etc.

Une salle d'attente dans un hôpital est un espace rempli de patients inquiets. On nous offre des fauteuils inconfortables, les plus vieux du monde. Un ou deux magazines déchirés traînent sur des petites tables coincées entre deux chaises.

Une partie de mon « divertissement » était la lecture de ces magazines qu'on avait oublié de jeter avec leurs pages toutes fripées. Impossible de connaître la fin d'un article... la page était arrachée. Une couverture arrachée... quelle est donc cette revue ? Tous les « mots cachés » ont laissé la trace d'un patient... patient. Des recettes de ragoût de boulettes sans la recette, des coupes de cheveux de mannequins au toupet si « *poffé* » qu'on dirait la boulette de viande retrouvée sur leur tête ! Vaut mieux en rire qu'en pleurer...

Les conversations avec mes accompagnatrices tournaient autour de mes petits anges. Souvent ma mère restait silencieuse. Prisonnière de mes pensées, je réfléchissais sans cesse à mon avenir qui ressemblait à un court terme, à mes enfants qui bientôt n'auraient plus de maman.

Maman... *ma* maman était là, rassurante, aimante. Quel soutien moral en béton ! Je crois que pendant tout ce temps, elle conversait avec l'être suprême, le Bon Dieu. C'est elle qui a dû annoncer mon cancer à la famille. Ma grand-mère en a été particulièrement affectée. Femme croyante et veuve depuis plusieurs années, elle priait sainte Anne avec tout son cœur : services religieux et prières communautaires pour ma guérison. J'ai toujours senti ma p'tite grand-maman près de moi, malgré la distance.

Pendant plusieurs semaines, j'ai reçu des dizaines de courriels de mes collègues qui me touchaient beaucoup. Certains se résumaient à une phrase, d'autres à une page, et tous m'apportaient l'amour, la compassion et l'encouragement. J'ai gardé dans un cahier, tous les petits mots que je relis dans mes moments de découragement. Un petit mot peut faire tant de bien et la présence de tous ces petits soldats derrière moi me donnait la force de continuer. Merci très chers collègues et amis.

Quelques années plus tard, j'ai appris que l'un d'entre eux avait collé un petit bout de papier à son poste de travail et inscrit «Courage Carole». Ça m'a fait une boule dans la gorge… Un autre avait conservé un petit bout de ruban bleu qui appartenait à un cadeau offert juste avant mon départ pour mon congé de maternité. Il m'avait dit :

— Je le garde pour toi et te le remettrai à ton retour.

Retour… oui mon œil!

Jour pour jour, deux mois après l'opération au cerveau, je me retrouve sur la table d'opération. Cette fois, pour une opération bien délicate au poumon. On va couper, enlever, faire disparaître la tumeur principale au lobe supérieur droit. C'est l'endroit idéal pour avoir une tumeur, facile d'accès, parfait pour un maudit cancer du poumon! Quel bonheur! Que je suis donc chanceuse… Auparavant, j'avais rencontré le chirurgien, un homme grand, mince, visage rose, début soixantaine, anglophone et de type anglo-saxon, c'est-à-dire plutôt froid. De grande renommée – entre autres pour avoir traité des gens célèbres – j'ai senti peu de compassion chez cet homme. J'étais une «cliente», rien de plus. Il faut dire qu'il était difficile de faire le poids avec le docteur Del Maestro!

Mes souvenirs du jour de l'opération sont vagues, mais je me rappelle d'un beau jeune médecin, au sourire magnifique et aux yeux bleus assez troublants. Il m'avait demandé avant de franchir les portes de la salle d'opération, s'il s'agissait bien du poumon droit qu'on devait opérer?! Cette question n'était pas très rassurante! J'ai pensé qu'il s'agissait probablement d'une procédure avant d'opérer... je le souhaitais du moins.

Contrairement à l'opération du cerveau, celle du poumon a au moins l'avantage de se faire sous anesthésie. Après la «charcuterie», je me réveille aux soins intensifs. Il y a beaucoup de patients endormis autour de moi. Beau travail docteurs, bien grosse journée! J'ai l'esprit tout embrouillé et la forte impression d'être passée «au cash». J'ai mal partout. D'autant plus que plusieurs semaines avant l'opération, j'avais commencé à ressentir une douleur près de l'aisselle droite. Après l'opération cette douleur est revenue cinq fois plus forte. Elle ne m'a pas lâchée durant trois mois. J'ai réellement pensé en mourir!

J'occupe une chambre privée et suis accompagnée de la présence rassurante de ma mère. Une fois de plus, sa vie est gérée par ma maladie. Les quarts d'infirmiers et infirmières se suivent, tous et toutes différents et différentes dans leur façon de travailler. Quelquefois sensibles, quelquefois un peu raides. Il y a aussi les préposés aux bénéficiaires, souvent victimes «d'écoeurantite aiguë».

Je me rappelle d'une douleur atroce causée par un préposé grassouillet et, de toute évidence, d'humeur massacrante. Ce préposé avait la tâche (le pauvre!) de changer les draps de mon lit. Lorsqu'il est entré dans la chambre, je n'ai pas compris ce qu'il me disait. On aurait dit un mélange *créolo-franco-espagno-anglo*.

Bref, ne me voyant pas réagir et ne connaissant sûrement pas mon état, il m'a pris le poignet droit (celui relié à mon bras, mes nerfs, mes muscles, mes tissus à proximité de ma peau fraîchement coupée et agrafée) et l'a tiré vers lui de tous ses muscles…

— AAAAAAAAAAAAAAAHHHHHHHH!!!

Ça a duré à peine une seconde ou deux. J'ai cru que mon bras droit se détachait de mon épaule. J'ai regardé maman et je me suis mise à pleurer. Je n'en pouvais plus d'avoir mal et comme un bébé, elle m'a consolée. Elle est restée avec moi tous les jours de mon séjour à l'hôpital.

Ma mère et mon père vivent à la campagne, dans un endroit magnifique près d'une rivière (quoique de couleur parfois douteuse…) avec d'immenses arbres matures, des fleurs à profusion, un potager, un hamac accroché aux arbres, une balançoire pour admirer les reflets sur l'eau, un pédalo près du petit quai. Il y a des vaches en face de la maison et, de l'autre côté du rang, des champs de maïs, de la verdure et surtout la sainte paix.

Maman est une femme très en contact avec sa spiritualité. Quelques années auparavant, elle avait décidé d'accompagner les malades en phase terminale. En plus d'avoir ma mère, j'avais la chance d'avoir une femme d'expérience avec moi. Elle quittait son havre de paix, roulait une heure vers la ville monstrueuse afin de m'accompagner. Sa présence m'était essentielle car ma mère partageait avec moi ma souffrance plus souvent psychologique que physique. Elle ne portait jamais de jugement, son visage était toujours détendu et elle me transmettait l'assurance que toute cette souffrance serait bientôt terminée.

Je l'ai souvent vue retenir ses larmes dans les épreuves difficiles et rester maître de la situation. Pouvoir toujours et en tout temps compter sur elle m'aidait à ne pas tomber dans le désespoir. Lorsque je n'étais pas au lit assommée par toutes les drogues, je marchais quelques pas, soutenue par elle. Un jour, elle m'encouragea à marcher jusqu'au bout du corridor afin de nous rendre dans une salle ensoleillée où se trouvaient des fauteuils confortables, une table et quelques chaises, des magazines (enfin, ce qui en restait). Je marchais comme une vieille dame, traînant mes pieds, le corps penché en avant.

Je sentais tout l'amour inconditionnel de cette femme qui m'avait mise au monde. Je l'aimais tant. Il m'est encore difficile de lui dire toute ma reconnaissance. Les mots sont insuffisants devant autant de générosité... Je t'aime maman.

De retour à la maison, je dois une fois de plus me faire « dézipper ». Des agrafes en métal retiennent la coupure que j'ai au dos. Cette fois, une infirmière du CLSC vient à la maison. Je vois arriver une « Big Mama » bien déterminée à faire la délicate intervention. Elle me demande de m'étendre et nous optons pour mon lit. Je lui apporte un petit banc afin qu'elle puisse s'asseoir. Elle me fait penser à *Aunt Jemima*! Mais son air est plus sévère que le sourire collé à l'étiquette sur la boîte de crêpes.

Je m'étends sur le ventre et je réalise que je suis trop loin d'elle; son ventre, ou peut-être ses cuisses, l'empêchent d'allonger suffisamment les bras pour atteindre les agrafes. Alors, je me déplace un peu plus près d'elle et j'entends:

— Ne bougez pas ! Ne bougez pas ! Il faut que mes gants soient bien stérilisés !

Je n'avais pas remarqué qu'elle avait déjà ouvert un petit sachet contenant ses gants de « chirurgienne » bien pliés.

— Oh pardon.

Et je souris en me rappelant qu'hier soir alors que j'enfilais mon pyjama, Édouard était entré dans la chambre et dans un grand cri d'exaltation et de surprise :

— Maman ! t'as un serpent dans ton dos !

Je l'avais laissé glisser ses petits doigts le long de la cicatrice, en accrochant chaque agrafe. Cette fois, c'est « Big Mama », équipée de gants stérilisés et d'un outil spécialisé, qui tire sur la vingtaine d'agrafes et les retire de ma peau le long de ma longue coupure. On dirait qu'elle essaie de déchirer ma peau. Une photo refait surface dans ma tête… Elle m'avait beaucoup impressionnée lorsque j'étais enfant. Un homme est suspendu horizontalement dans les airs, retenu par des crochets troués sur la peau de son dos… Sa peau était tout étirée. Aouch !

— Votre cicatrice est très belle.

— Merci. (Que dire d'autre !)

Aunt Jemima semble maintenant beaucoup plus détendue qu'à l'arrivée. Elle est repartie avec sa pince extractrice d'agrafes, ses gants – maintenant oh ! très sales ! – et a laissé les agrafes que j'ai lancées allègrement à la poubelle ! Je me suis demandé pourquoi elle me les avait remises… en souvenir d'elle peut-être ?

Incapable d'assumer mes tâches de mère et de conjointe, je suis restée en convalescence plusieurs jours chez mes parents. Étendue sur un lit, crampée par la douleur, sans position pour me soulager. On aurait dit qu'une fourchette s'obstinait à gratter mes organes internes pour les mettre en feu. Je pleurais de douleur et celle-ci était multipliée en voyant mes parents souffrir avec moi. Allongée sur leur lit, je cherchais désespérément une position confortable. Je revenais toujours à la même, celle de ma main gauche sous mon bras droit, pressant de toutes mes forces mes côtes sous l'aisselle. Je vivais l'enfer.

Une infirmière affectée à mon dossier cherchait la potion magique pour me soulager. D'une extrême gentillesse, elle téléphonait régulièrement chez mes parents afin de connaître mes réactions à ses différentes recettes médicales. Rien ne fonctionnait. Puis, miracle! Un médecin trouve enfin LA potion magique. Docteur Gallant connaissait bien mon mal. Habitué de travailler avec la souffrance aux soins palliatifs… «Les soins palliatifs», n'est-ce pas là qu'on «parque» ceux qui vont mourir?

Ma première impression de ce médecin était celle d'un mignon petit garçon dodu et joufflu. J'avais de la difficulté à reconnaître en lui un homme réputé pour ses compétences, un chercheur dans le domaine du cancer du poumon. Trapu, le crâne brillant, il avait un «baby face» et un parler monotone. Malgré son apparence plutôt sympathique, je le trouvais imbu de lui-même et particulièrement condescendant.

Écrasé dans son fauteuil, il avait les jambes écartées, les bras pesant sur son torse, la tête penchée un peu de côté. Ses petits yeux observateurs, son sourire en coin, son air mi-moqueur, lui donnaient l'impression d'un homme de tête… pas de cœur. Bien vrai que les apparences sont souvent trompeuses. Avec le temps, j'ai découvert un homme d'une grande profondeur.

Ce chercheur a réussi à soulager grandement ma souffrance par la «méthadone», un bonbon sans saveur mais très efficace pour son effet calmant. Après quelques jours, je n'avais presque plus de douleur. Par la suite, j'ai appris qu'on donnait ce médicament aux héroïnomanes dans des cures de désintoxication. Efficacité garantie !

Nous avons la chance, les enfants, André et moi, de continuer de bénéficier des bons soins et de la présence quotidienne de Francine, la tante d'André. J'aime parler avec elle de notre destin et des épreuves qui accompagnent la vie. Elle m'écoute attentivement et je sens sa sincérité et sa générosité dans son désir de nous aider.

Elle se fait toute petite afin de prendre le moins de place possible alors que son âme est si grande. Elle disait souvent qu'elle n'attendait rien en retour… Je suis certaine que le don de soi ressemble à Francine. Le retour à la vie familiale me donnait l'impression que tout redevenait normal. J'ignorais à ce moment-là qu'il ne s'agissait que d'une impression.

Fin juin, André propose de faire un voyage dans le coin de la Gaspésie. Ma première idée, c'est qu'il est trop tôt pour partir. Les deux opérations majeures derrière moi m'ont beaucoup demandé. Je n'ai pas encore retrouvé mon énergie ! Je réalise assez vite qu'André, tout comme moi, n'en peut plus de nos journées pesantes et souvent tristes. Il n'a pas chômé pendant tout ce temps : pourvoyeur, «chauffeur» de taxi et tout ce que comportent les obligations familiales. J'ai compris que nous devions partir, pour notre santé, mentale et physique. Malgré les insistances de mes parents de ne pas entreprendre ce voyage… je l'ai suivi.

Vingt heures de route aller-retour, c'est très long. Il conduisait la nuit afin d'éviter aux enfants les longues heures de route. Ils dormaient à l'arrière et j'avais l'impression qu'ils finiraient par se casser le cou tellement leur menton collait à leur poitrine.

Mais je me rappelle d'un arrêt pipi qui m'a fait bien rire. En cette nuit de pleine lune, André est sorti se soulager sur un terrain asphalté près d'une vieille cabane. Édouard s'est réveillé en demandant si on était arrivé. Voyant son père, il est sorti le rejoindre et André s'est amusé à écrire à l'encre jaunâtre, le prénom de son grand garçon. Avec ses yeux à moitié endormis et surtout très impressionnés, il a essayé d'imiter son papa. Lorsque l'auto a redémarré, on pouvait apercevoir les traces d'une belle complicité père-fils.

Arrivés chez Francine, nous avons été accueillis à bras ouverts. Les p'tits gars étaient bien heureux de retrouver leur cousin du même âge. Pendant toute la semaine, nous sommes allés à la plage, au parc, chez le cousin David. La plupart du temps, je restais à la maison avec Francine à discuter ou à dormir. Les enfants et leur père ont vécu, je crois, de bien belles petites vacances. Quant à moi, j'étais surtout trop fatiguée pour apprécier ces bons moments. Mes maux de tête étaient revenus…

De retour à la maison, j'ai rendez-vous avec Dr Del Maestro. Une résonance magnétique de merde. Les résultats sont très concluants.

Une nouvelle tumeur (la maudite) a fait son apparition. J'ai pensé que, peut-être, l'opération au poumon avait trop tardé à se faire… les métastases ont eu le temps de reprendre le même chemin jusqu'au cerveau.

De toute évidence, je revis une troisième fois, en cinq mois, l'anxiété reliée à une éventuelle opération. Mais il est étrange de voir combien les humains ont cette capacité de s'adapter à leur environnement, à leurs misères. Je savais ce qui m'attendait. Je me suis dit que ce serait plus facile que la première fois… ils n'auront qu'à découdre la calotte !

Mes deux opérations avaient bouleversé ma grand-mère. Elle était si heureuse lorsqu'elle avait appris le succès de ma première et de ma deuxième opération. Avec sa voix un peu tremblante, elle m'avait dit au téléphone avoir prié Dieu et sainte Anne avec toutes ses voisines de palier. Convaincue de la force de la prière, elle rendait grâce à Dieu. Je me sentais donc incapable de lui annoncer que ses prières n'avaient pas été exaucées… Nous avons décidé de lui cacher cette nouvelle opération. Elle ne l'a encore jamais su, du moins je le crois.

Une fois de plus, maman est à mes côtés. C'est une expérience déjà vécue et j'en connais le déroulement. Je ne suis pas inquiète. Je sais que je suis entre bonnes mains.

Je me rappelle un moment intime et particulier entre ma mère et moi. Après une opération, le corps est fatigué et endormi. Et après plusieurs heures dans un lit d'hôpital, on a besoin de se laver, se rafraîchir. Je n'étais pas assez forte pour le faire et maman m'a aidée. J'ai toujours été un peu pudique mais c'est différent avec sa mère. Malgré mon âge, je me sentais comme une petite fille… ma mère continuait à être « ma maman ». Pendant qu'elle me lavait, je revivais de beaux souvenirs d'enfance. Je me sentais aimée et protégée. Je sais qu'on reste mère pour la vie… on reste enfant aussi.

Je venais de traverser trois opérations majeures. Juillet et août étaient les mois d'anniversaire de mes deux anges. Je voulais les fêter, pour une dernière fois peut-être! L'incertitude me gagnait, mon énergie était presque disparue. Dans le meilleur des mondes, chaque enfant a droit à une fête le jour même de son anniversaire, mais nous avons décidé de fêter Édouard et Louis ensemble. Deux fêtés, deux gâteaux, la famille, quelques petits amis de la garderie, une cour ensoleillée, des jeux, des ballounes et encore des ballounes.

Dans l'après-midi après la fête, fatiguée mais heureuse, j'ai fait la sieste avec mon bébé Louis qui a un an déjà. J'aurais tant aimé souligner plus précisément le premier anniversaire de mon bébé sourire… juste pour lui, mais peut-être était-ce plus pour moi…?

Je me sens encore bien ignorante lorsqu'il est question de médication et de traitement. Je ne cherche pas à savoir, peut-être justement pour ne pas savoir l'irrémédiable… Lors d'un rendez-vous à l'hôpital, je me suis retrouvée en présence de spécialistes et d'un technicien en radiothérapie. Alors que nous étions debout en plein milieu du corridor, on décide que je devrai subir une fois de plus cette « attaque étouffante » (l'horripilant masque) à la tête. On ne semble pas s'entendre sur l'emplacement de la fameuse radiothérapie… on semble s'obstiner… on ne vise pas la tête mais le torse… Les spécialistes discutent devant moi ; je suis invisible à leurs yeux car trop occupés à négocier quelque chose que j'ai de la difficulté à comprendre. Ils parlent trop vite en anglais avec des termes médicaux inconnus. Tiens, tiens, je me doutais bien que mes poumons n'étaient pas tout à fait « *clean* » !

On profite du fait que le technicien est libre et n'accuse aucun retard dans son travail, et que l'équipement est disponible, pour m'allonger sur une table devant un « beigne » immangeable. (Cette grosse machine à faire des scans.) Toutefois, je réalise assez vite que ce n'est pas un scan que je dois subir…

Le technicien me demande d'enlever complètement mes vêtements du haut. Alors que j'enfile ma jaquette bleue, comme à l'habitude, il me dit de ne pas la mettre ! Mal à l'aise, je m'étends sur la table avec ma féminité exposée à son regard. Il m'explique en anglais, et avec un fort accent étranger, qu'il doit faire une marque sur mon corps afin de bien situer l'éventuel rayon de la radiothérapie. Trois petits points sont donc imprimés sur mon torse… un sous chaque aisselle et un autre au milieu entre les deux seins !

— Ouwoooow ! Ça va-tu rester là c'que vous êtes en train de faire ? !

— *Ove corse M'dame. We need this for RRRadiotheRR-Rapie.*

Bon, ça continue les histoires de transformation extrême ! Tout sérieux, il penche son visage sur ma poitrine nue et prend tout son temps pour placer le point noir entre mes deux seins. J'avais-tu assez hâte qui finisse le monsieur ? ! Malgré tout le temps qu'il prend, pas assez « *wise* » pour faire une belle job. Le point noir, celui qui est imprimé en permanence entre mes deux seins… YÉ MÊME PAS CENTRÉ ! … le maudit !

Le plus absurde dans toute cette histoire, c'est que je n'ai jamais eu à reprendre la RRRadiothéRRRapie. Ni pour le cerveau, ni pour le poumon ! Inutiles et permanents, je porte toujours mon tatou pas centré ! Merde ! J'ai trois petits points noirs en souvenir de cette sale journée. C'est à se demander si l'humain existe derrière le médecin… ?

Deux semaines plus tard, Dr Gallant me demande de rassembler les membres de ma famille. Il veut établir un bilan de ma santé, en compagnie du pneumologue et du chirurgien. Que désire-t-il dévoiler ? Une bonne nouvelle ? Une mauvaise ? Je suis anxieuse.

Je me rends à l'hôpital, dans une petite salle d'attente du département des soins palliatifs, accompagnée de mon père, ma mère, ma sœur et bien sûr André. Les médecins confirment que mon cancer est généralisé. Une tumeur est apparue à deux reprises au cerveau. Cela veut dire que les « bibittes noires » circulent librement dans mon corps.

Ma famille pose des questions sur la gravité, les symptômes, les douleurs, les interdits. Je ne me rappelle aucune d'entre elles. Silencieuse, je me réfugie derrière un mur opaque. André pose la question qui soulève la colère de mon père, même s'il ne l'exprime pas à ce moment.

— Est-ce héréditaire ? Mes enfants peuvent-ils aussi avoir le cancer ?

La réponse est négative, BIEN SÛR ! Je comprends que mes parents aient ressenti une certaine colère envers André. Je suis leur fille et cette question a été interprétée comme si André me voyait déjà morte. Je comprenais qu'il s'inquiète pour les enfants. Il craignait peut-être de voir tout son petit monde s'écrouler. Quand la maladie frappe, bien des questions restent sans réponse. Souvent ce mélange d'incertitude, de peur, de rage et de tristesse cause des tensions entre les êtres aimés.

Mon dossier médical est très sévère. J'ai un cancer à développement rapide et le seul moyen pour stopper sa croissance est la chimiothérapie. Ce traitement peut détruire une majorité de cellules cancéreuses, mais pas toutes. Malgré l'ablation de la tumeur principale, des métastases se sont développées au reste du poumon, aux ganglions, à la plèvre et touchent aussi mes côtes. Les médecins me disent qu'il est impossible d'opérer ces ravages et que seule la chimio peut allonger mon temps. Une question me brûle les lèvres depuis le début de la rencontre :

— Combien de temps me reste-t-il à vivre ?

Pour ne pas m'écrouler, je la pose comme si je demandais s'il reste du café. Mon cœur bat à 100 km/heure. L'atmosphère est très lourde… accompagnée d'un silence et des regards échangés entre les trois médecins. Nous sommes suspendus à leurs lèvres. Sommes-nous prêts à entendre la réponse ?

Et de la voix sage du Dr Gallant, chercheur réputé en cancer du poumon :

— Chaque cas est différent. Ça peut être trois mois, un an, deux ou même cinq ans. Mais nous avons très rarement vu des malades se rendre plus loin que ça. Il est difficile de répondre à cette question, mais dans votre cas, je crois que l'on peut espérer encore neuf mois.

Un silence s'installe et alourdit l'atmosphère de la trop petite pièce. On dirait la cellule d'un condamné à mort qui demande pardon à Dieu avant de se rendre à la potence. Je n'avais jamais vu ma sœur pleurer autant. Je l'ai regardée parce que les sons que j'entendais me bouleversaient. J'ai regardé mes parents à la vitesse de l'éclair. J'avais honte de leur causer tant de mal. Je ne pouvais supporter leurs regards, leurs torrents de larmes.

De son côté, André se tenait debout, les bras croisés, le regard vide. J'avais la certitude qu'il ne m'aimait plus. Trop de malheur en si peu de temps. De mon côté, j'étais en colère. J'ai versé quelques larmes, des larmes de rage. J'en voulais au monde entier de vouloir se débarrasser de moi, détruire ma vie et celles de mes parents, ma sœur, mon chum et surtout, surtout, mes enfants d'amour.

Après cette affreuse rencontre, je n'avais plus de porte de sortie, plus d'espoir. Ma vie se terminait là. Bêtement. Je décidai que la chimio était inutile. Le traitement ne servirait qu'à me faire maigrir, vomir et souffrir. Il me restait si peu de temps. À quoi bon l'acharnement thérapeutique qui ne ferait qu'augmenter la durée de mes souffrances.

Un mois plus tard, j'ai rendez-vous avec Dr Del Maestro pour un contrôle de routine. Il me demande des nouvelles de ma santé et s'informe toujours des enfants. Il s'informe également de ma santé pulmonaire. Je dis que les pneumologues proposent des traitements de chimiothérapie. La «balle est dans mon camp» et il m'appartient de décider. Après une longue réflexion sur ma faible possibilité de survie et l'absence de médicament pour ce type de cancer, j'informe docteur Del Maestro que je ne subirai pas la chimiothérapie. Ma famille est déjà informée de ma décision. Tous étaient malheureux mais la respectaient. C'est alors que, à ma grande surprise, j'ai vu son regard changer complètement. Il me dit avec beaucoup de conviction :

— Ce serait une erreur de ne pas recevoir la chimiothérapie. Il y a tant d'argent, de temps et de chercheurs qui travaillent à trouver la façon d'éliminer le cancer !

Personne ne sait quand ils trouveront, mais rien ne nous dit qu'ils ne trouveront pas demain ! Le mois prochain ! Il ne faut pas désespérer, il faut avoir confiance en l'avenir. Je ne vous compterai pas de mensonges. C'est vrai que la chimio est difficile. « *There gonna be though times, but hold on!*» Vous êtes jeune, vous avez plus de force que n'importe qui d'autre. Et ce serait vraiment dommage d'abandonner, alors que vos enfants ont tant besoin de vous !

J'avais déjà eu ces réflexions, mais je ne me sentais ni l'énergie ni le courage d'entreprendre une chimio. Ses paroles me touchent profondément et ses arguments sont très convaincants. Je commence à croire qu'il dit vrai. Sa dernière phrase m'a bouleversée ; je ne peux pas abandonner. Lorsque je suis sortie de son bureau, ma décision était prise. Du fond du cœur, je remercie aujourd'hui Dr Del Maestro. Ses paroles m'ont sauvé la vie.

C'est le mois d'octobre, ma mère et moi nous rendons à l'hôpital pour mon premier traitement de chimiothérapie. Au département d'oncologie, une infirmière m'installe dans une sorte de *lazyboy* en cuirette bleue. Elle tient des seringues, des sacs transparents de médicaments magiques accrochés à une patère, des gants de caoutchouc, et par-dessus tout, un sourire réconfortant.

J'ai les babines qui tremblent de peur. On m'a installée dans une autre pièce en retrait des autres fauteuils placés en rang d'oignons dans une grande salle juste à côté. Je me suis demandé si on procédait ainsi lorsqu'un nouveau patient expérimentait pour la première fois la transfusion de la chimiothérapie. Y avait-il des patients qui tombaient dans les pommes? Y en avait-il qui pleuraient? Ou encore qui criaient à la vue de tous ces tubes reliés à notre sang?

Maman sourit, probablement pour me rassurer. Mais je suis certaine qu'elle a aussi peur que moi. On ne connaissait pas encore les effets secondaires… Ça viendra bien assez vite.

Trois semaines sur quatre, à raison d'une journée par semaine, je me rends à l'hôpital. Qui dit hôpital dit attente. La durée de la transfusion du médicament est de quatre heures. Je dois subir des prises de sang avant chaque traitement de chimio afin de déterminer si mon corps est apte à le recevoir. Deux mois maintenant que je sens cette potion traverser mes vaisseaux sanguins. Ma chimio est forte et les effets secondaires arrivent rapidement. Fatigue extrême, nausées, vomissements. Je devrai vivre ce calvaire pendant six long mois. Je maigris à vue d'œil. Tous mes muscles sont disparus. Je passe mes journées entières ou presque au lit, ou écrasée sur le sofa avec une grosse couverture (j'ai toujours froid), à regarder la télé. Je connais les pubs par cœur, à m'en écœurer! Je ne peux pas lire, trop fatiguant.

Élément impératif de toutes mes sorties: le sac de plastique! Les maux de cœur sont fréquents et arrivent soudainement. C'est pourquoi je traîne toujours un sac froissé dans ma poche de jeans, de manteau ou encore dans mon sac à main ! Je dois l'avoir à portée de la main à tout instant.

Quelquefois, j'accompagne André et les enfants au centre d'achat. Un jour, alors que nous marchons non-chalamment, le mal de cœur arrive soudainement. « Il faut que je dégueule ! » Vite le sac de plastique dans ma poche. J'arrête de marcher, André et les enfants ne s'en rendent pas compte. Ils continuent allègrement leur pro-menade devant moi. Je laisse mes traces malodorantes dans le sac, le ferme avec un nœud et le jette à la pou-belle ! Je m'essuie la bouche, prends une gomme et accé-lère le pas pour rejoindre ma petite famille. Ni vue, ni connue ! Ils ne se sont jamais aperçu de rien.

Mais parfois, mes enfants sont témoins de mes vomis-sements lorsque, sans avertissement, je me lève du fau-teuil (comme si un moustique me piquait les fesses !) et cours à la salle de bain. Deux petits bonhommes aux pas rapides me suivent et m'empêchent de fermer la porte pour ne pas les assommer ! Intrigués, ils me regardent et disent en riant :

— Maman ! T'es drôle !

Et moi, je vomis en souriant… absurde.

Je reste à la maison, mais dans mes moments de haut-le-cœur ininterrompus, je vais chez mes parents. Maman prend encore soin de moi. Mes enfants et mon conjoint se débrouillent sans moi, mais je me sens coupable de les abandonner. Je m'en veux et j'en veux à Dieu de me faire ça ! Je retiens mes larmes, ma rage est de toute fa-çon plus forte que ma tristesse. Et je ne peux même pas l'exprimer ! Trop fatiguée !

Francine téléphone de la Gaspésie pour nous offrir de nouveau son aide. André refuse, il ne veut rien changer, il s'arrange. C'est correct comme ça, il peut se débrouiller seul. Tant pis, je ne peux que m'y soumettre. Il est non négociable. Je lui fais confiance.

Fin novembre, mon état se détériore beaucoup. Mes visites à l'hôpital se font en chaise roulante poussée par maman et son grand cœur. Les corridors sont trop longs et je suis si fatiguée. En raison de mon poids qui continue de baisser et de mes vomissements continuels, les médecins me prescrivent un autre médicament qui deviendra un obstacle de toutes les secondes.

Je dois porter à la taille un sac contenant une lourde pile et un médicament qui m'est injecté avec une aiguille, plantée dans le bas du ventre. Il s'agit d'une sorte d'anti-vomis! Ce médicament est injecté régulièrement dans mon système. Je dois porter ce maudit sac, pesant, laid et très dérangeant pendant plusieurs semaines. Je grignote avec, je dors avec, je pisse avec et je prends ma douche avec! Allez pour l'imagination! Faut pas l'mouiller en plus! Petite amélioration… mais toujours mal au cœur. Mon moral est presque à zéro.

La ronde des examens continue: radiographies et scans. Je crois que mon corps crie ASSEZ! J'ai subi plusieurs scans depuis le début de cette guerre et avant chaque scan, je reçois une injection d'iode qui sert à mieux définir les images à l'intérieur de mon corps.

Un jour, de retour à la maison après un scan, je m'étends sur le lit, plus fatiguée qu'à l'habitude. (Comme si je l'étais pas assez!) Les draps sont devenus trop lourds, j'ai soudainement très chaud. Je me touche le front, il brûle. Je me demande ce qui se passe. Je me lève et me vois dans le miroir le visage rouge comme une tomate ! Le corps entier aussi ! Et le mal de cœur recommence, je me sens très faible.

Je téléphone à l'hôpital et je parle avec une dame qui s'est occupée de m'aider à gérer ma « qualité de vie » pendant mes hospitalisations.

Je raconte que je ressemble à une immense sauce aux tomates ! Après quelques questions, le diagnostic est clair. Je suis allergique à l'iode. Je ne comprends pas, je ne l'étais pas avant ! Pourquoi maintenant ? Eh bien, parce que mon corps n'en veut plus tout simplement, il en a assez. Une prescription est télécopiée à ma pharmacie, je me bourre encore de médicaments et deux jours plus tard ma couleur de peau redevient normale : blanc-vert !

Depuis, chaque fois que je dois subir un scan, je mentionne aux infirmières mon allergie à l'iode. Elles sont souvent étonnées et me demandent si j'ai pris le médicament pour éviter l'allergie. Je leur réponds non puisque je l'ai déjà essayé et que ça ne fonctionne pas. Elles ne me croient pas ! Et je dois à toutes les fois jurer que cette alternative ne me fait aucun effet. Elles vérifient auprès de médecins – j'imagine – et reviennent en me disant « O.K. d'abord ». Ça ne fait qu'augmenter mon temps d'attente. On me donne une espèce de jus blanc à texture épaisse, dans deux grands verres de plastique. Je dois tout avaler le plus rapidement possible avant de passer à l'intérieur du scan. À jeun, tôt le matin, ce jus est carrément imbuvable. Beurk ! Je demande s'ils ont un choix de saveurs. J'en prendrais bien un au café !

On me propose de rencontrer une dame qui fait des recherches sur les moyens d'aider les malades à conserver une qualité de vie. J'accepte. Une fois de plus, je n'ai qu'à répondre aux questions. Quelle surprise ! notre première rencontre se fait à la maison. La dame est corpulente mais sa corpulence n'a d'égale que sa très grande gentillesse. C'est une femme de cœur qui transmet beaucoup de compassion et d'amour. Nous nous installons à la table de la salle à manger. Elle me remet un paquet de feuilles et me demande d'identifier, de un à dix, ma tolérance à la souffrance sous toutes ses formes et mes sentiments à tout ce qui fait partie de ma vie quotidienne. La dernière feuille est réservée à écrire mes pensées sur ma vie. Je sais qu'elle travaille conjointement avec les soins palliatifs, les malades en phase terminale... Cette étude, en principe, se poursuit jusqu'à la mort de la personne. Je me suis alors demandé combien de fois je devrai remplir ce questionnaire...

Dans la salle de traitement de l'hôpital, j'ai souvent l'impression d'être dans un foyer pour personnes âgées. En général, les gens sont souriants, ils aiment placoter et se déplacent lentement. C'est long attendre pour les toilettes... Je suis souvent la plus jeune et lorsque j'aperçois un p'tit nouveau de mon âge ou plus jeune, je me sens moins seule de ma « gang » ! Mais je ne me permets jamais de leur parler ; ils sont souvent accompagnés.

Sans cheveux, les hommes ont l'air moins fou que nous les femmes. N'est-ce pas sexy un beau crâne rasé ? Du moins quand il s'agit d'un beau crâne rond. Mon crâne à moi est très beau... en toute humilité ! La différence est ma longue cicatrice en forme de « C » au-dessus de

mon oreille. Dégueu. Lobotomie ! Lobotomie ! Arkkkkk.
Ça m'écœure.

Je crois que c'est André qui avait insisté pour prendre
une photo. Elle avait été prise alors que j'avais encore les
fils noirs. J'ai l'air d'un cobaye évadé d'un institut scientifique pour fous ! (*Sorry Doctor, but it's an ugly thing.*)
Mais, comme dit mon père :

— C'est mieux de l'avoir sur ta tête qu'en plein milieu d'la face !

Je suis donc de retour dans mon hôpital « adoré »…
Neuf heures du matin et je suis en ligne pour une analyse de sang : deux fioles, dont une que je conserve sur
moi pour la donner au laboratoire. Une heure plus tard,
je me dirige au département d'oncologie pour mon traitement de chimiothérapie débutant à treize heures. On
me remet un joli bracelet bleu sur lequel est inscrit mon
numéro de patient. Attenant à la salle de traitement, se
trouve la salle d'attente ou plutôt le large corridor d'attente. Des fauteuils aux dossiers trop droits et super inconfortables sont alignés le long des murs.

Une télé est installée au fond du corridor, accrochée
au plafond. Elle est rarement allumée et lorsqu'elle l'est,
elle est syntonisée sur un poste anglophone de nouvelles.
Juste en dessous, sur des étagères, un bel alignement de
têtes en *styrofoam* coiffées de foulards, tuques, chapeaux
qui vont du beige au mauve. On y trouve également de
séduisantes et poussiéreuses perruques, en majorité grises
et totalement démodées. Juste à côté, un panier d'osier
rempli d'un assortiment de fils de laine… en *phentex* et
quelques aiguilles à tricoter. C'est tellement… tellement,
comment dire ? « intéressant » de voir ces variations de

couleurs qui deviendront peut-être pantoufles. Comme chez grand-maman quand j'étais petite, elles sont toutes déposées dans un panier près de la porte d'entrée, juste pour la visite. Plus loin, une table au design particulier remplie de morceaux de casse-tête inachevés et carrément pas faisables. Une autre étagère contient un alignement hétéroclite de boîtes de casse-tête sur lesquelles on retrouve des paysages bavarois, des bols de fruits pis des petits minous.

Il y a aussi un comptoir à café et à jus, et pourquoi pas un «Goglu» avec ça? On y trouve également quelques livres anglophones et un seul francophone, verrouillés derrière la vitre d'un petit meuble. Pour compléter le tout, une tonne de pamphlets sur le cancer, le cancer du sein étant le chouchou. Le cancer du poumon c'est peut-être trop honteux…

Et n'oublions pas les gentilles bénévoles, toutes des femmes habillées cette fois en sarrau rouge. (Enfin, on change de couleur!) Il faut bien me comprendre. Je ne juge pas de la qualité des services et de la compétence du personnel hospitalier. Seulement, lorsqu'on se retrouve assise dans une salle d'attente à trente-huit ans, entourée de voisins malades et de personnes âgées, ce n'est rien pour remonter le moral. Quand j'entends le vieux monsieur se râcler bruyamment la gorge et que je vois la vieille dame d'à côté tricoter sa trente-sixième paires de pantoufle multicolores, je veux en finir avec ma préparation à la retraite et mon entrée en foyer d'accueil!

Pour me protéger, je me place dans le hall d'entrée de l'hôpital, situé à l'étage inférieur. Je m'amuse à observer les gens qui entrent et qui sortent, les malades, les visiteurs, les employés, les patrons, les préposés aux bénéficiaires, les gardiens, tout le monde quoi. Je suis aux Nations Unies, j'observe les différentes nationalités et j'écoute les langues étrangères. Derrière leurs démarches et leurs regards, je m'invente des histoires sur la raison de leur présence ici.

Un jour, un homme s'est assis près de moi. Sur le bout du siège, le corps penché vers l'avant, il tenait sa tête entre les deux mains. J'ai vu ses épaules bouger en petits mouvements saccadés. Je savais qu'il pleurait ou plutôt se cachait pour le faire. Je l'ai regardé et me suis sentie impuissante à son malheur… le sien? celui de sa femme? de son enfant? J'avais de la peine pour lui. Je me suis demandé quelle serait sa réaction si je lui frottais doucement l'épaule. Je n'ai pas osé. Mais je suis restée longtemps en pensée avec lui. Je me répétais intérieurement… «Je comprends ta peine, mais tu n'es pas seul, lâche pas, pleure, tu en as le droit.» Était-ce pour lui que je répétais ces mots… ou était-ce pour moi? Puis, il s'est levé, est reparti doucement, la tête baissée, en cachant ses yeux rougis. J'ai souhaité que mes anges et les siens s'unissent pour soulager sa peine.

Bientôt Noël 2002, j'ai l'air d'une rescapée du Biafra. Mes yeux sont cernés, je ne souris plus, je traîne de la patte. Juste me brosser les dents me demande un effort surhumain. Je ne sens aucune amélioration et les radiographies et CT-Scans m'indiquent qu'il y a toujours des métastases collées au poumon et à ce qui l'entoure. J'ai de sérieux doutes quant à ma survie. Les médecins avaient bien dit neuf mois. Depuis qu'on a découvert ma tumeur… de mars à décembre, je compte neuf. J'ai l'impression que je vais bientôt, très bientôt mourir. Je me dis que ce sera probablement mon dernier Noël, le dernier avec mes enfants d'amour, mon conjoint, mes parents, ma sœur… J'essaie de me consoler en me disant que j'aurai vécu trente-huit ans.

… Puis NON! MERDE! JE NE VEUX PAS MOURIR!!!

Alors tant pis pour les maux de cœur, pour la fatigue, pour mon physique malade. Je ne veux pas mourir, je suis trop jeune. Et surtout, surtout, j'ai deux anges qui ont besoin de moi. Il faut guérir, JE DOIS GUÉRIR!

Je célèbre les fêtes de Noël avec ma famille d'amour. J'insiste pour la photo de famille devant l'arbre. Je pense que c'est peut-être la dernière image de nous quatre ensemble. Une nouvelle année commence et j'étire ma vie le plus longtemps possible. À chaque jour suffit sa peine… non, sa grâce. Je vis encore. Comme dit l'adage, «tant qu'il y a de la vie, il y a de l'espoir»!

L'hiver est bien installé. Ma mère continue de m'accompagner à l'hôpital. Je suis de plus en plus mal à l'idée de la voir quitter sa campagne, malgré le froid, les tempêtes et les constants bouchons de circulation. J'en discute avec elle, mais elle refuse de me laisser seule et tient à partager ce calvaire avec moi. Elle me répète et me répète qu'elle s'est donné pour mission de m'aider et de m'accompagner.

Puis, ma grande amie Louise m'offre son aide. Nous avons toujours été là l'une pour l'autre. Elle me disait combien je l'avais aidée lors de sa dernière peine d'amour et je lui répondais qu'elle en aurait fait autant pour moi. Les amies c'est fait pour ça!

Louise est une femme de cœur qui se questionne beaucoup. Quelques années auparavant, elle m'avait dit vouloir prendre une année sabbatique. Mon état de santé l'avait donc décidée à la devancer afin d'être avec moi. Avec moi ? « Voyons, c'est ridicule de prendre une année sabbatique pour aller perdre ton temps dans les corridors d'hôpitaux ! »

Une autre âme charitable pour m'aider. J'étais une femme choyée. Maman accepta de partager la tâche avec Louise qui en profiterait pour terminer son bac. Ses temps libres, elle les comblerait avec moi. Louise a cette qualité de comprendre la souffrance humaine. Son petit côté psychologue fait beaucoup de bien. Toujours un sujet intéressant à raconter, même que parfois je dois l'arrêter ! Dans la salle de traitement, moi assise sur le *lazyboy* et elle à côté sur une chaise totalement inconfortable, je lui disais :

— O.K. J'vas fermer mes yeux.

Autrement dit : ne parle plus, étudie. Elle le faisait sans chigner et toujours en accord parfait avec mes humeurs, pas toujours joyeuses. Elle m'a accompagnée ainsi la majorité du temps et maman, de son côté, m'accompagnait aux visites médicales. J'ai compris l'importance d'être accompagnée à mes rencontres avec les médecins. Mon état était souvent embrouillé et je pouvais compter sur la bonne mémoire de ma mère. Elle m'a souvent surprise lorsqu'elle me racontait des anecdotes que j'avais totalement oubliées !

Un jour, Louise m'a accompagnée chez le Dr Gallant. Elle l'a détesté dès qu'elle l'a vu ! Elle l'a trouvé prétentieux, antipathique, condescendant, avec cet air de détenir LA vérité. Il disait fièrement (sûrement avec raison) qu'il était une sommité dans la recherche du cancer du poumon. La réaction de Louise m'avait fait rire, car moi aussi je l'avais trouvé bien antipathique la première fois. Avec le temps, j'ai appris à le connaître et j'ai changé d'opinion à son sujet.

Dans tout hôpital universitaire, il y a souvent des étudiants en stage. En janvier, on me demande si j'accepte de faire partie d'une étude avec une jeune stagiaire en soins palliatifs. Bof, pourquoi pas? Il s'agissait de répondre à ses questions... du moins c'est ce que je croyais. Mais je réalise que son étude porte sur toute la famille... Oups. Je pense que ça ne plaira pas à André, lui si distant et réservé. Mais il accepte... un peu à reculons... pour moi. Elle s'implique donc régulièrement dans notre vie et vient à la maison pendant une heure avec ses questions sur la famille, incluant les plus intimes. À mon étonnement, André s'implique plus que je ne l'aurais cru.

Quelques semaines plus tard, elle annonce qu'elle doit venir à la maison accompagnée de son professeur pour l'évaluation de son stage. Mes parents doivent aussi être présents. Ça ne me plaît pas. C'est trop envahissant. Le soir venu, l'interrogatoire commence. Je me sens coupable de tout dans cette maudite histoire de cancer... et je craque. Je pleure et je me sens toute croche. Je répète et répète que je suis trop fatiguée pour préparer les repas. Cela exige que je sorte d'un sommeil profond avant l'arrivée de mes trois hommes. André dit que je ne suis pas obligée de les faire... mais il dit aussi qu'il est fatigué de faire le taxi! Comment pourrais-je cesser de préparer le souper alors que c'est presque le seul travail que je fais à la maison ? Les autres tâches sont trop lourdes pour moi ! Je ne peux même pas faire le lavage… la laveuse est au sous-sol : le panier, les escaliers… j'ai plus de muscles ! Je ne veux pas arrêter de préparer le souper ! C'est tout ce qui me reste d'une vie normale que la préparation des soupers ! Pendant et après cette rencontre, qui ressemble davantage à une visite devant monsieur le juge qu'à une rencontre familiale, je me sens diminuée et idiote. Aucune idée de la « note de passage » de la jolie stagiaire, mais j'imagine qu'elle ne manquait pas de matière…

J'ai rendez-vous avec Dr Gallant, mon sauveur numéro trois. Une fois de plus, l'hôpital, le sacré ascenseur qui doit bien dater de 1851, l'étage des soins palliatifs, l'accueil, l'attente et l'attente… Nous discutons de mon état physique et de l'efficacité de la médication antidouleur. Nous essayons de trouver la bonne dose de méthadone. Après avoir pris la dose maximale, nous cherchons à la diminuer. Puisqu'il s'agit d'une drogue, j'entre comme les toxicomanes dans une cure de désintox. Il fallait m'assurer que la douleur soit minimale.

Je raconte au Dr Gallant l'épisode de la stagiaire. J'explique que j'ai été surprise de voir André accepter cette présence étrangère à la maison.

— Vous savez, lui dis-je un peu espiègle, j'pense que ça le dérange pas de la voir arriver chez nous… parce qu'il doit la trouver ben *cute.*

À mon grand étonnement, ce n'est pas un sourire que j'aperçois chez lui. J'entends plutôt un gros rire gras et je vois ses yeux exorbités, sa tête qui bascule en arrière, la chaise qui craque sous la pression de son dos, ses jambes qui se décroisent, sa main qui claque sur sa cuisse…

Il rit si franchement qu'il ne fait aucun doute sur la nature des ses péchés mignons… La situation est tellement surprenante que j'ai envie de lui dire : « Eh ben, Docteur Gallant, voulez-vous que je vous la décrive en détail ? » Bien vrai que l'habit ne fait pas le moine !

Janvier 2003, nous acceptons de rencontrer un psychologue, un service offert par l'hôpital. Cette dernière année a beaucoup perturbé notre vie familiale, notre vie de couple surtout. André me fait plaisir en acceptant ; l'idée lui plaît. Tant mieux, on en a besoin ! Une heure par semaine, nous parlons de nos déboires, frustrations et absence de communication.

À la première visite, je suis agréablement surprise. Je m'attendais à rencontrer un vieil homme maigre, cheveux gris avec barbichette trop longue (ces préjugés que l'on a !) alors qu'il s'agit d'un beau jeune homme, à peu près de mon âge. Il nous accueille avec un beau sourire. J'adore sa voix rauque et effacée. Il ne parle pas beaucoup, mais pose des questions… enfin, il fait sa job quoi ! André ne parle pas beaucoup lui non plus, comme d'habitude. C'est encore moi la grande gueule. Étrange ces rencontres… parler de toutes nos émotions, essayer de les expliquer… débroussailler surtout ! Et quand t'es fatiguée, c'est pas évident. Mais même en période de traitements intensifs, j'étais présente aux rendez-vous pour notre couple, pour moi. Il nous a suivis en couple plusieurs mois…

Dehors il neige… j'ai froid.

Je vois régulièrement les médecins, Del Maestro, Gallant et Hurly, l'oncologue. À cette dernière, j'explique que je n'en peux plus d'avoir mal au cœur, de vomir et de me sentir comme si j'avais un rhume qui ne guérit pas. Je continue de maigrir à vue d'œil. On dirait que ma tête est trop grosse pour mon corps. Elle me propose de changer de médication, une autre chimio. C'est ainsi qu'au mois de mars, je commence une chimio plus faible. Ce médicament ne tue pas les cellules cancéreuses, il ne fait que stopper leur développement. Elle confirme que mes fortes doses ont fait effet. De toute façon, que puis-je faire d'autre ?

De son côté, Dr Del Maestro me confirme qu'aucune métastase ne s'est développée dans la tête. La dégueulasse résonance magnétique, prise aux six mois, le confirme. Enfin ! une bonne nouvelle ! Au moins le cerveau fonctionne même si le corps ne suit plus...

CHAPITRE III

L'encre est
indélébile

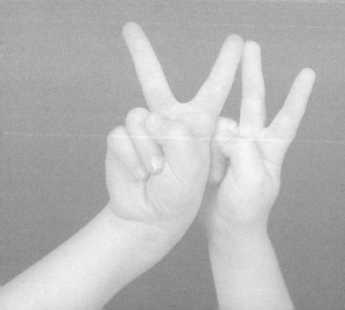

*A*près cette année de lutte avec le cancer (de merde) qui nous a tous affectés, André et moi décidons de partir en voyage. Je dois renouveler mon passeport. Sur ma photo je ressemble à un mouton oublié dans un champ sous la pluie ; ma repousse est absolument terrible ! Je demande à mon patron d'authentifier ma demande de passeport et il me suggère le notaire de l'entreprise. Je dois donc me rendre au bureau. Je suis mal à l'aise de me présenter dans mon lieu de travail. Je me sens laide, mes cheveux sont affreux, j'ai maigri et j'ai la face enflée. Je fais une courte visite à mon patron. Bien évidemment, étant donné ces espaces à aire ouverte, quelques collègues me voient, s'approchent, et rapidement une petite troupe s'assemble dans le bureau. Je suis mal, très mal à l'aise. J'essaie de ne pas le montrer, mais j'ai juste hâte de partir. J'ai l'impression que les gens ont pitié de moi et je déteste ça. Je ne comprenais pas qu'ils m'exprimaient de l'amour et de la compassion. Ma maladie et ma laideur m'empêchaient de voir le beau côté des choses. Je suis vite rentrée à la maison… me cacher.

Nous choisissons Cuba, une destination connue. Karina, ma cousine et aussi collègue de travail d'André, souhaite se joindre à nous accompagnée de sa meilleure amie Kalie. Cette dernière est également contractuelle au bureau d'André. Ça ne m'emballe pas vraiment de les savoir se joindre à nous deux. L'année dernière notre voyage avait été annulé et j'en avais été extrêmement déçue. J'avais maintenant besoin d'être seule avec mon homme. Malgré ma grande fatigue et la crainte que ce voyage aggrave ma situation, j'y tenais de tout mon cœur. Mon moral avait besoin d'évasion.

De son côté, André est content que ses deux collègues se joignent à nous puisque je n'aurai pas toujours l'énergie pour participer aux activités, prendre un verre ou danser en soirée. Ainsi, je pourrai faire mes siestes, me coucher tôt et ne pas me sentir coupable de le laisser seul…! Ce discours a peut-être du sens dans ma tête mais mon cœur rêvait d'un voyage à deux. J'accepte quand même, car j'aime bien ma cousine. C'est une ricaneuse et son humeur me fait du bien.

Avant le départ, Dr Gallant signe une lettre attestant que je suis en traitement avec la méthadone et autres médicaments afin de ne pas éveiller de soupçons aux douanes et éviter qu'on me prenne pour une *dealer* de drogue!

Sur le site, nos chambres sont côte à côte dans des petits bungalows jumelés. Nos portes d'entrée sont à dix pieds l'une de l'autre. Une porte dans le mur mitoyen aurait fait la même chose! Nous sommes ensemble tous les quatre, du lever au coucher. Repas, baignade, grillage de couenne (sauf moi, assise à l'ombre) tout, tout, tout!

J'aime la place, l'ambiance, les «animations» et tout le tralala de ceux qui cherchent le soleil et l'évasion. Je me promène habillée en fille, je veux dire non plus en coton ouaté, pyjama ou jaquette bleue! J'ose même assumer ma longue cicatrice au dos, je l'oublie presque. De biens jolies vacances tout de même, sauf cette fois où l'alarme s'est mise à sonner dans mon cœur…

André me disait souvent qu'il trouvait étrange que je ne sois pas jalouse. Pour moi, il n'y avait rien de bizarre là-dedans! Si je me sens en confiance, pourquoi serais-je jalouse? Cette fois, la jalousie s'est mise à flasher comme les néons dans une discothèque!

Un matin, lui et Kalie décident de faire une promenade à la plage. Ils m'invitent, mais je refuse. Je préfère me reposer à l'ombre accompagnée de ma cousine. Ils partent… deux heures, trois heures, quatre heures… cinq heures qu'ils sont partis! Je suis inquiète… Karina aussi. Il est sûrement arrivé quelque chose… une noyade… une morsure… ils se sont perdus… je l'sais-tu moi? L'heure du dîner est terminée… Ils arrivent ENFIN! souriants, désinvoltes. Mon inquiétude se transforme en colère!

— Où t'étais? ça fait cinq heures que vous êtes partis!

— Pas cinq heures, quatre. (Comme si ça faisait une différence!)

Mon visage est dur, mes yeux sont des fusils, ma voix est grave. Je me retiens de piquer une colère pour ne pas mettre le monde mal à l'aise.

— On était vraiment inquiètes! Veux-tu ben me dire qu'est-ce que vous avez fait pendant tout ce temps-là!?

Il a parlé d'une bibitte sur le bord de la mer, écrasée ou noyée, j'me rappelle pus… mais c'est surtout sa joie, son sourire, son excitation qui m'ont complètement désarmée. Il ne manifestait aucun, mais aucun sentiment de culpabilité. J'ai trouvé ça inconscient, pour ne pas dire « innocent » !

Plus tard, au retour des vacances, en regardant les photos du voyage… n'importe qui aurait cru que Kalie était sa blonde… remarque qui a d'ailleurs été faite sur le site par une touriste étonnée d'apprendre que j'étais la compagne d'André. Le doute était semé, il est resté. Mon intuition avait dit vrai…

Accompagnée de mon amie Louise, mes visites à l'hôpital se poursuivent, toujours dans les mêmes locaux. Je me sens privilégiée d'être en sa compagnie et de ne pas être seule. Petit à petit, les effets secondaires diminuent. Je suis toujours fatiguée mais les maux de cœur sont presque partis. Ça fait du bien. C'est plus supportable d'être assise une heure au lieu de quatre sur le fameux *lazyboy* à recevoir cette nouvelle chimio. Le seul problème, c'est la piqûre qui permet aux médicaments de circuler dans mes veines.

— Que vous avez des petites veines ! (J'ignorais que les veines variaient de grosseur d'une personne à l'autre !)

Il arrive souvent que l'infirmière doive s'y prendre à deux ou trois fois pour trouver LA veine à l'intérieur du coude, à gauche, à droite, sur la main (c'est la plus douloureuse). Lorsqu'elle n'y arrive pas, l'infirmière démissionne et laisse la place à une autre infirmière. Je me suis souvent retrouvée avec des petits cotons collés avec du ruban sur plusieurs parties des mes bras. Un jour, une infirmière me propose de m'installer un « Port-A-Cath ».

— Un quoi ?

— Un « Port-A-Cath ». Il s'agit d'un cathéter inséré sous la peau et relié à une grosse veine qui facilite l'insertion de l'aiguille.

— Bon. Encore une coupure. Où est-ce qu'il se place ce cathéter ?

— Habituellement, on l'insère au niveau de la clavicule, près de l'aisselle.

Tout à coup, je me mets à visualiser mon corps, la lobotomie, le serpent dans le dos, ma maigreur. J'suis tannée d'être charcutée. En sortant de l'hôpital, je suis dévastée. Cette éventuelle opération, si minime soit-elle, me fait flancher ! Je pleure comme si cette opération était la plus grave de toutes. Maman tente de me rassurer. Elle croit en ma guérison, elle sait que j'ai encore la force de me battre. Puis, lentement, je cesse de pleurer. Je prends une grande inspiration, je lève la tête et nous rentrons à la maison.

Je prends plusieurs semaines pour me faire à l'idée. Les infirmières continuent à piquer, à recommencer encore. Je finis par me rendre à l'évidence et j'accepte la quatrième opération. On me donne un rendez-vous avec un chirurgien. Dans la salle d'attente, je m'interroge sur mon avenir… Je revois la belle Kalie près d'André, sa jeunesse, sa vitalité… celle que j'ai perdue. Je me compare, cicatrisée et malade.

Le médecin dit que l'opération dure à peine trente minutes. Il me demande :

— De quel côté l'opération au poumon ?

— À droite.

— Nous ferons donc la coupure de ce côté, me dit-il en me montrant son côté gauche. C'est plus prudent.

Sur la table d'opération, il regarde ma maigreur et dit à son assistante de lui donner le «disque» le plus petit. Il me montre à quoi ressemble ce petit disque. Était-il en métal? En plastique? Je ne me rappelle plus. Un long tube accroché sur son côté sera relié à ma veine du cœur. Ça m'énerve encore plus de savoir que je ne serai pas endormie. Il me peinture d'un liquide rouge tout le secteur de ma clavicule gauche, le haut du bras, le cou, le sein… mon Dieu, il en met donc ben! Il gèle toute cette partie du corps. Une fois de plus, une serviette bleue couvre ma tête, mes yeux. Je ne sens absolument rien. Quinze minutes plus tard, le disque et le tube sont installés. Il referme la plaie de deux pouces et je peux partir.

— C'est tout?

— Oui. C'est tout.

Je suis seule cette fois-là. Je m'habille et je vois la moitié du haut de mon corps tout rouge. Sous la douche je frotte, mais ça ne part pas! Je n'arriverai pas à me débarrasser de cette tache avant cinq jours! Maintenant, j'ai une jolie boule au-dessus du sein gauche qui s'ajoute au maudit point noir tatoué au «pas centre» de ma poitrine. Ah! c'est beau, c'est ben, ben beau!

Je suis découragée, même si le chirurgien m'affirme qu'il pourra retirer le disque lorsque je n'en aurai plus besoin. Plus besoin, vraiment? Et la cicatrice, elle? Le problème avec ce «Port-A-Cath», c'est son emplacement. Situé directement sous la bretelle de mon soutien gorge, c'est carrément insupportable. J'opte donc pour la camisole… de toute façon, il n'y a jamais eu beaucoup à supporter!

Heureusement, la présence des enfants me permet de mettre de côté ma souffrance, mon anxiété et mes craintes face à l'avenir. Avec eux, je vis le moment présent. L'univers de l'enfance me permet de jouer et de m'amuser avec mes enfants, mes anges…

Édouard assume avec fierté son rôle de grand frère et Louis ne prend jamais au sérieux l'autorité de son grand frère. Louis est définitivement mon bébé sourire. Il vit heureux dans son monde imaginaire. Il est souvent difficile de lui apprendre les consignes, car il croit fermement que tout ce qui se brise, se répare… comme la maladie de sa maman! Louis a vécu son premier six mois collé à mon sein jusqu'à ce que je sois hospitalisée. Lorsqu'il est dans mes bras, son énergie me donne le courage de lutter encore.

Édouard est plus conscient des changements chez moi, il s'interroge davantage et pose des questions. L'après-midi, alors que je suis couchée, la porte de chambre entrouverte, j'aime écouter les conversations des enfants et de leur père. Je me sens plus près d'eux ainsi. Je m'endors au son de leurs voix. D'autres fois, les yeux fermés, je m'imagine complètement guérie. Il arrive qu'ils viennent me voir malgré les interdits de leur papa. Un jour, Édouard entre dans ma chambre sur le bout des pieds, s'approche à deux pouces de mon visage et me demande:

— Maman, pourquoi tu fais toujours dodo?

— Parce que je suis fatiguée, mon chéri.

— Pourquoi t'es fatiguée?

— Parce que maman est un peu malade.

— Pourquoi t'es malade?

— Parce que j'ai pas toujours été très sage.

Silencieux, le visage toujours collé au mien, il réfléchit et dit :

— Ça veux-tu dire que t'auras pas de cadeau à Noël ?

Je ne peux m'empêcher de rire, mais il est très sérieux.

— Mon petit chéri d'amour, veux-tu m'aider à être plus sage ?

Il fait oui de la tête.

— Continue à me donner des bisous pis des caresses, le Père Noël va peut-être changer d'idée !

Il me donne un bisou sur chaque joue et me serre de toutes ses forces. Il repart en courant et je l'entends crier à son petit frère :

— Louis ! va donner un bisou pis une caresse à maman !

Je suis une mère chanceuse. Mes enfants, mes anges, me comblent d'amour et d'espérance… mais en même temps, je vis dans un cauchemar permanent. Ma vie est totalement réglée par la maladie. Je veux guérir, mais tout au fond de moi je sais que mon cancer est généralisé et que je peux mourir. La chimio qu'on m'injecte ne sert plus à détruire mes bibittes noires, elle les empêche seulement de se développer. Elles restent présentes dans le restant de mon corps.

Pour l'amour des miens, je ne veux pas lâcher. Je continue de retourner à l'hôpital recevoir ce jus étireur de vie. J'explique aux enfants que maman est fatiguée par une maladie qui prend du temps à guérir. Jamais un mot sur le cancer. Ce mot, même s'ils ne le comprennent pas, je l'associe trop à la mort. Je sais que la santé est directement reliée au moral. Le cerveau commande le corps et l'un n'existe pas sans l'autre.

Au début de ma maladie, je me réveillais et les premières fractions de seconde, je retrouvais ma vie d'avant. Une seconde plus tard, je ressentais toujours ce coup de poignard qui me ramenait à la réalité. Chaque fois, je devais me convaincre de ma guérison… C'était toujours à recommencer. Je me répétais sans cesse que c'était juste un mauvais moment à passer…

Je sentais par ailleurs qu'André s'éloignait de moi… il devenait de plus en plus distant. Il ne m'accompagnait jamais à mes traitements. Je comprenais qu'il avait ses obligations, mais une fois ou deux il me semble… Je répondais à ses questions sur mes rencontres avec les médecins, mais les réponses ne le satisfaisaient jamais. Il ne comprenait pas… il n'était pas le seul. Il ne me prenait plus dans ses bras et ne me disait plus qu'il m'aimait.

Aucun mot d'encouragement ; ses félicitations se résumaient à « c'est bon ». On ne se souriait presque plus. Il se sentait débordé à faire le taxi pour les enfants, l'épicerie et les tâches ménagères. Il faisait tout, et moi ? Je me sentais un fardeau complètement inutile. Mon rôle de mère se réduisait au strict minimum et celui de conjointe ressemblait à celui de coloc.

Je me sentais de plus en plus coupable de le savoir malheureux même s'il n'en parlait pas. Les jours s'écoulaient sans son soutien affectif. Rien à redire sur celui aux enfants ; il est un bon père. Mais aucune compassion pour moi et pourtant, je savais qu'il en était capable. En 1994, alors que j'étais à l'urgence pour des maux terribles au ventre… allongée sur une civière dans le corridor de l'hôpital, il m'avait apporté une petite grenouille en plastique. Je pouvais la faire bondir en serrant une boule d'air. C'était un jouet naïf et comique. Il m'avait dit qu'il n'avait rien trouvé d'autre pour me remonter le moral…

Un jour, il a dit au psychologue qu'il avait construit une barrière autour de lui afin de se protéger des émotions trop vives ou trop bouleversantes de la vie. Selon moi, cette barrière prenait de la hauteur depuis sa tendre enfance.

De leur côté, mes enfants continuent d'être mes rayons de soleil. Édouard grandit tellement vite, quatre ans déjà. Louis, mon bébé sourire, deux ans bientôt. Il continue toujours à briser les choses avec cette même certitude que tout se répare. Mes garçons grandissent normalement, c'est-à-dire bruyamment et Louis l'est particulièrement la nuit.

Tous les deux ont eu un problème d'adénoïdes plus grosses que la moyenne. Ils ronflaient beaucoup et fort. Ils ont dû subir une opération à tour de rôle. Moi qui connais les corridors d'hôpitaux, je les rassure du mieux que je peux. Louis est le premier à subir l'opération. J'aurais tout donné pour être à sa place… Je revois la grosse civière pousser les portes doubles de la salle d'opération avec mon bébé sourire qui semblait me dire avec ses yeux inquiets : « Maman, pourquoi t'es pas avec moi ? Qu'est-ce qui vont faire les messieurs ? Maman ! Maman ! ». J'ai retenu mes larmes et lui ai dit en souriant :

— Tu vas faire dodo et tout ira très bien. Je t'attends ici.

Plus tard, de retour à la chambre, je souffre de le voir souffrir. Son visage est livide, ses yeux sont lourds, son petit corps bouge à peine. Je sais qu'il a mal, son petit nez est rouge de sang. Je ne peux pas le prendre dans mes bras, il doit rester couché. André passe la nuit avec lui et aux premières heures du matin, je me précipite pour l'embrasser. Petit à petit, l'énergie de bébé Louis revient. Ouf, c'est terminé, il va beaucoup mieux. Tout ce qui se brise peut être réparé! N'est-ce pas?

Il y a des moments dans la vie où l'on se demande ce qu'on fait ici. Voir et ne pas comprendre. Se sentir une proie sans connaître le ravisseur… Je me rappelle l'un de ces moments où j'avais rendez-vous à ma «résidence secondaire» pour un examen. Étrange, je ne me rappelle plus la raison de l'examen. Bof, un de plus. En entrant, on me demande de me glisser dans la sempiternelle jaquette bleue. Puis on me fait asseoir sur un fauteuil de type *lazyboy* près d'une autre personne, elle aussi habillée en bleu, bien callée dans son fauteuil. Un rideau nous sépare. Face à moi, une vitrine où sont placés des écrans cathodiques et plus loin, un gros beigne, celui-là même qui est bruyant et qui prend des images à l'intérieur du corps. Je suis donc assise confortablement et j'attends (pour faire changement!)…

Je ne comprends pas ce que je fais assise aussi confortablement alors qu'en principe je devrais être dans une salle d'attente, sur un fauteuil inconfortable. Arrive un homme en uniforme, différent des autres uniformes des employés de l'hôpital. Sur un support roulant, il transporte une grosse valise qu'il ouvre devant un coffre en métal (pas de la petite tôle de quelques millimètres d'épaisseur), un coffre épais et lourd semblable à une mini voûte de banque. Sur le sommet de ce coffre-fort d'une hauteur d'environ quatre pieds, une ouverture,

comme celle d'un coffre à jouets. L'homme l'ouvre…
oh que non, ce n'est pas un coffre à jouets ! De sa valise,
il retire une forme cylindrique bien rembourrée de métal. Il l'insère à un crochet à l'intérieur du coffre, ce qui
permet d'ajuster l'angle du cylindre à son embout. Je le
regarde et je ne comprends rien à ce qui se passe. Il repart avec la valise vide.

Quelques minutes plus tard, arrive une infirmière en
tunique bleue avec un masque sur la bouche et le nez.
Elle tient une ÉNORME seringue entre ses mains gan-
tées. Ouf ! Je me dis que je suis contente de ne pas être
un éléphant ! Elle insère l'aiguille de la seringue dans
l'embout du cylindre que l'homme a laissé. Mon Dieu !
Mais à quoi peut donc bien servir cette seringue ? Elle se
retourne et me regarde. Mon cœur s'arrête.

Elle s'approche et accroche en passant un panneau
sur roulettes, tout aussi épais que le coffre et le place
juste à côté de moi ! Elle tient sa seringue *jumbo* dans les
mains. Au secours ! Je me tais et me réfugie à l'intérieur
de moi. Elle comprend que je n'apprécie pas sa visite.
Elle se place derrière le panneau qui cache le haut de son
corps. Je me sens comme un animal de laboratoire. Mais
qu'est-ce qu'elle veut de moi cette femme ? ! Elle retire
de la seringue surdimensionnée, une autre plus petite,
moins terrifiante. Comme c'est étrange.

J'étais dans un tel état que je n'ai jamais pensé que
toute cette mise en scène servait à la protéger d'une présence nucléaire ! Elle devait m'injecter un produit des-
tructeur afin de produire une image nette de l'intérieur
de mon corps !

J'essaie de me rassurer en me disant que ça ne peut tout de même pas me tuer. Je ne suis certainement pas la première à qui on fait ça. Hein? La dose doit sûrement être infime? Non? Elle me pique et dit en insistant:

— Restez calme et ne bougez pas. Dans quarante-cinq minutes, je reviendrai. Ne parlez pas non plus. Surtout, ne bougez pas pour laisser le temps à l'injection de circuler dans votre corps en entier.

Intérieurement je pense: «PARDON? Je ne peux même pas exprimer mon angoisse, ma peur?!». Je suis seule au monde maintenant. Mon esprit est surchargé. J'imagine le liquide se diffuser dans mes membres, un bras après l'autre, une jambe après l'autre, chacun de mes orteils. Derrière la vitrine, le technicien parle avec une autre personne devant un écran où je vois le dessin multicolore d'une silhouette de corps humain. C'est à ça que je vais bientôt ressembler, je crois.

Finalement, je mange le beigne aussi mauvais qu'avant. Puis je repars sur mes deux pattes. Je ne suis pas étourdie, mais j'ai la forte impression qu'un rayon lumineux bleu entoure mon corps… comme un fantôme. Plus tard, les résultats me confirmeront que je ne suis PAS un fantôme, mais bien vivante et réelle.

L'été arrive enfin! Une fois de plus, je savoure la belle saison. J'éprouve un grand besoin de retrouver ma famille, celle qui habite en Abitibi. J'ai besoin de la présence et des bras de ceux qui m'aiment. Je veux aussi les rassurer sur mon état de santé.

D'habitude André et moi partons tous les étés visiter son père sur la Côte-Nord, ou son cousin et sa tante en Gaspésie. Mais cette année, André me propose d'aller à

Rouyn voir ma famille. Oui je veux y aller, mais pas avec lui. Je ne veux pas qu'il m'accompagne. Je ne comprends pas pourquoi je ne veux pas partir avec lui. Ma réponse a été tellement spontanée ! J'essaie de comprendre… je réfléchis.

C'est pourtant mon conjoint, le père de mes enfants ! Toutefois… il n'est d'aucun soutien moral pour moi, il me le propose pour me faire plaisir (ce qui est bien en soi)… mais je sais aussi qu'il s'emmerdera. Et puis je ne sens pas de chaleur dans cette proposition. J'ai peut-être eu tort. J'interprète peut-être mal ses intentions. Je décide de partir sans lui, mais avec mes parents et ma sœur, retrouver la douceur familiale, franche et réconfortante. Je l'ai peut-être blessé, mais je ne voulais pas d'ombre sur ces vacances. J'avais besoin d'amour et d'énergie positive. Il ne m'apportait plus l'affection dont j'avais tant besoin.

Douze ans auparavant, j'ai fait un voyage en sac-à-dos avec mon amie Lisette. Désireuses de découvrir de nouveaux pays, nous étions parties soixante-dix jours en France, Italie, Grèce, Suisse, Belgique et Pays-Bas. J'étais revenue à la maison la tête remplie de souvenirs et avec le désir d'y retourner.

Un an après notre rencontre et encore quelques années plus tard, avant la naissance de nos enfants, André et moi avons visité la France, le Portugal, l'Espagne, le Gibraltar, l'Allemagne. Ces destinations avaient tissé une belle complicité entre nous. Nous nous aimions. Chaque fois que je visitais la magnifique ville de Paris, je me promettais d'y emmener maman un jour. Elle aime l'histoire et l'architecture. Je savais que papa ne serait pas intéressé. Il est nord-américain dans tous les sens du terme. Pour lui, l'Europe c'est trop petit, trop vieux, pas assez *big* !

Été 2003. Je propose à maman un voyage à Paris. Ma condition physique s'améliore, mais mon avenir reste encore incertain. C'est donc le temps où jamais de faire ce voyage. Elle accepte malgré son inquiétude quant aux dépenses d'énergie et d'argent. Je suis folle de joie de faire avec elle ce voyage mère-fille !

J'en parle à mon amie Louise qui demande de venir avec nous. Je suis hésitante car ce voyage représente un projet longtemps rêvé avec ma mère. Peut-être même que ce voyage serait le seul et le dernier. Mais je ne peux résister à la bonne humeur et aux sourires contagieux de Louise. Sa présence m'a fait tellement de bien pendant les longues heures d'attente à l'hôpital. Elle disait toujours qu'il lui faisait plaisir de m'accompagner. Quelle bonne amie, sincère, disponible et attentive. Alors, pourquoi pas ? Un voyage à Paris à trois !

Septembre 2003, nous logeons dans un petit hôtel du quartier latin. Nous découvrons la Ville lumière à pied, équipées de nos chaussures pour la marche. Le matin, après le petit-déjeuner, on se balade dans les rues de la ville. Puis, comme les Parisiens, on s'arrête dans les cafés pour le plaisir de regarder les passants et surtout savourer leurs délicieux cafés : crème, au lait, moussé, cappuciné et autres qualificatifs des saveurs parisiennes. Notre trio s'entend à merveille, toujours d'accord sur nos prochaines destinations et découvertes. Nous décidons de visiter les catacombes sans trop savoir à quoi nous attendre…

Au départ de cette longue visite, nous descendons un escalier en colimaçon qui n'en finit plus de descendre jusqu'à un cimetière de sépultures anciennes. Puis nous empruntons un étroit corridor à peine large pour deux épaules. Le plafond est bas, sombre, humide et surtout épouvantable pour une personne souffrant de claustrophobie. Le corridor de la mort…

Un sentiment de panique s'installe petit à petit dans mon esprit. J'ai de la difficulté à respirer normalement, mon cœur bat à tout rompre ! Je veux que ça se termine et je regrette d'avoir choisi de faire cette visite. Je veux sortir ! Mais je ne peux pas. Aucun moyen de rebrousser chemin puisque maman et Louise suivent derrière ! Le passage est trop étroit pour deux personnes ! Je ne peux pas faire ça ! De plus, je ne suis pas seule dans cette épouvantable expédition.

Je me trouve bien mauviette. Je me parle : « C'est bientôt fini, ça va, ça va bien, calme-toi, t'es pas la première à venir ici, on ne meurt pas d'une telle expédition, c'est juste un mauvais moment à passer… ». Et plus je me parle, plus je réalise que ma peur est celle de la mort qui se confronte à mon désir de m'en sortir. Je ne veux pas mourir. Je veux guérir.

Enfin, le passage s'ouvre dans un espace plus grand, une sorte de salle aux murs de pierres avec une grosse colonne centrale sur laquelle un étrange dessin géométrique est peint. Le plafond est bas, il fait toujours sombre, mais je me sens mieux. Puis vient l'appréhension de ce que nous allons y découvrir… Nous traversons la pièce vers d'autres espaces extrêmement étranges. On y trouve un amoncellement de squelettes entassés les uns sur les autres sous la ville de Paris. Étrange sensation…

Ces restes humains sont des témoignages du passé : épidémies, cimetières détruits, communautés religieuses disparues, etc. Dans la première salle « d'exposition », on aperçoit, de chaque coté du corridor, des crânes déposés de façon respectueuse les uns sur les autres, du plancher de terre battue jusqu'au plafond d'une hauteur d'environ sept pieds.

Derrière ces crânes, une sorte d'alcôve où l'on peut apercevoir des os qui ressemblent à des fémurs déposés les uns sur les autres. La quantité de crânes est énorme. On a su faire preuve de beaucoup d'imagination en créant une image différente pour chaque alcôve. À part la croix, il y avait des images de cœurs. Nous étions bouche bée devant une vision aussi étrange et respectueuse des morts.

Nous avons poursuivi notre visite à travers des corridors et alcôves remplis d'ossements datant de centaines d'années. Devant tous ces morts, une réflexion m'est venue : qu'importe tous ces esprits éteints, grands et petits, on se retrouve tous égaux. La visite a duré près d'une heure. J'en avais assez de tous ces crânes et squelettes. J'avais hâte d'en finir et nous étions pressées de trouver la sortie. Je me souviens avoir éprouvé une certaine culpabilité de circuler ainsi devant les squelettes comme si j'étais devant une vieille et poussiéreuse vitrine de magasin fermé depuis longtemps. J'étais presque blasée devant cet étalement de vies trépassées.

Enfin la lumière du jour… que c'est beau le soleil ! Vive la vie !

Ces images resteront longtemps collées dans ma mémoire. Je ne veux pas mourir. Tous ces crânes ont leur histoire et je suis certaine que, comme moi, aucun d'eux ne voulait mourir. Je me suis interrogée sur le respect de ces lieux. Après coup, j'ai eu comme une impression de diffamation. Avons-nous le droit d'utiliser les restes humains pour en faire des sites touristiques ?

Paris est une ville remplie d'histoire. Impossible de tout visiter en une semaine. On essayait quand même de multiplier nos déplacements. À la grande joie de maman, nous avons visité Versailles et ses jardins enchanteurs.

Étrangement, mes siestes quotidiennes n'étaient plus nécessaires. Pourtant, je demandais beaucoup plus d'efforts physiques à mon corps ! Au retour, j'ai compris combien tout se passe dans la tête. Tout au long de ce voyage, j'avais baigné dans la joie, l'amour de ma mère, l'amitié de Louise, l'excitation de la découverte.

Un environnement différent de la maison et de l'hôpital m'a fait oublier un besoin que je croyais essentiel, le repos. Ce voyage m'a convaincue que je pouvais guérir, car le cerveau (siège de la volonté) joue un grand rôle dans le processus de la guérison.

De retour à Montréal, les visites à l'hôpital reprennent. Ce voyage-là n'est pas encore terminé. Suite aux tests sanguins, on me propose un médicament pour augmenter mon taux de globules rouges, dangereusement bas. Au printemps dernier, j'avais accepté de faire partie d'une étude sur la performance du médicament « Eprex » susceptible de m'aider à conserver un taux de globules acceptable. Cela avait bien fonctionné.

L'étude était terminée depuis plusieurs mois et la prise de ce médicament pouvait m'aider à reprendre des forces. Mon voyage était-il responsable de la diminution de mes forces ou s'agissait-il de mon retour… ? Ce médicament coûte une fortune. Une petite fiole hebdomadaire coûte sept cents dollars! Pas question. J'essaie de manger plus de légumes et de viande. Petit à petit, mon taux de globules rouges remonte. À trois reprises j'ai reçu du nouveau sang d'âmes charitables inconnues. Cela m'a certainement aidée.

Un an et demi que je viens à cet hôpital; un an et demi que je rêve de guérison; un an et demi que j'ai mis ma vie de côté. Je suis tannée, épuisée.

La maison nécessite des travaux de rénovation importants. J'occupe mes journées, souvent creuses, à téléphoner et à rencontrer des entrepreneurs pour discuter de prix. J'avais établi une liste de travaux à faire, mais André et moi ne nous entendions pas sur les priorités. André pensait que je m'impliquerais physiquement dans les travaux. Je n'ai pas cette énergie. Je crois qu'il oublie que je suis malade.

Maman vient souvent aider à la maison. Femme orchestre, elle s'occupe de plusieurs choses à la fois. Elle nous rend service tellement souvent. Trop souvent pour André qui, je crois, se sent envahi par sa présence.

Novembre. C'est maintenant le tour d'Édouard d'être opéré pour l'ablation des adénoïdes. J'éprouve le même sentiment d'impuissance que pour Louis. Heureusement, il comprend mieux ce qui se passe. Il a vu le sang couler du nez de son petit frère. Il a peur mais il fait preuve de beaucoup de courage. Je suis fière de lui. Nous sommes restés chez papi et mamie pour sa convalescence. Il a récupéré très rapidement. Les enfants ont cet avantage que les adultes n'ont pas. Ils sont jeunes, pleins de vitalité et de cette innocence propre à l'enfance. Quand les enfants sont malades, ils retrouvent vite leur forme. J'aimerais bien avoir quatre ans moi aussi.

Je vais régulièrement chez le Dr Gallant. Il est toujours accompagné de son infirmière Claudine, une femme de mon âge, sympathique et dévouée pour les patients. À chaque visite, je remplis un questionnaire pour évaluer mon « mental ». C'est presque absurde de répondre à ses questions ; je lui donne les réponses avant même qu'elle me les pose car ce sont toujours les mêmes. On s'amuse bien ! À la fin du questionnaire, je dois écrire une phrase, n'importe laquelle. Ces phrases ne représentent pas nécessairement mon état intérieur, mais je me fais un devoir de toujours écrire quelque chose de positif. C'est ma façon de m'aider à ne pas sombrer dans le désespoir. « Mes enfants sont mes anges », « Le soleil brille et me réchauffe le cœur », enfin, des phrases sur une vie sans problèmes, sans maladie…

À l'une de ces rencontres, on me présente une dame chargée d'améliorer les conditions de vie des malades. Une équipe constituée d'une nutritionniste et d'une physiothérapeute s'occupe d'un nouveau programme qui devrait être mis sur pied, et on me demande d'être leur première « cliente ». J'accepte, bien sûr !

Quelques jours plus tard, une gentille, jeune et toute mince physiothérapeute m'explique les exercices à faire. Pas très difficile, à la limite, même ennuyant. Elle me donne une bande élastique pendant mes petites séances de conditionnement physique. Je déteste faire de l'exercice, je n'ai jamais aimé m'essouffler et suer pour des raisons de condition physique. Je dois donc trouver le temps et la volonté de faire ces exercices seule à la maison avec cette bande élastique laide et puante.

Échec total! La bande élastique se retrouve au fond d'un tiroir et pour une fois, je ne me sens pas coupable! Je préfère marcher à l'extérieur. Finalement, le nouveau programme n'a jamais vu le jour… et je n'ai jamais rencontré de nutritionniste. C'était pourtant elle que j'aurais aimé voir. Tant pis.

Je m'emmerde. J'ai toujours l'impression de tourner en rond, de faire du surplace. Le quotidien devient lourd. Je dois continuer ma chimiothérapie.

Je passe mes journées à faire des mini travaux ménagers et à regarder la télé. Je connais par cœur les annonces et j'en fais presque une indigestion. J'essaie de lire, mais après dix minutes j'arrête. La concentration est difficile. J'ai hâte que la journée finisse pour voir mes enfants revenir de la garderie.

À l'hôpital, on me salue par mon nom quand j'arrive à la réception ou dans les corridors de la salle de traitement. Je connais presque toutes les infirmières. C'est devenu ma deuxième résidence. Louise est presque toujours avec moi, on parle de tout et de rien. Je la sens toujours heureuse d'être avec moi, c'est bien la seule joie de ces rendez-vous.

Noël 2003. Je le passe en famille avec ma belle-sœur. La vraie joie d'avoir des enfants. Leur émerveillement, leurs rires, leurs obstinations et leurs prises de becs! Édouard voulait absolument ouvrir tous les cadeaux, même ceux qui ne lui appartenaient pas!

L'hiver est long, Louise ne peut plus m'accompagner
à l'hôpital. Elle retourne travailler et a maintenant obte-
nu son bac. Bel exemple de ténacité et de volonté que
cette Louise…

Lorsque je n'ai pas de chimio ou d'examens, je passe
mes journées à dormir, manger et regarder la télé. Tout
le monde travaille. J'ai peu de contacts avec l'extérieur.
Mon père s'inquiète de ma solitude et insiste pour que
j'aille à la maison, mais je ne veux pas m'éloigner de mes
enfants. Puisque je ne peux pas jouer physiquement
avec eux, j'opte pour des jeux plus tranquilles comme
chanter, faire de la pâte à modeler, dessiner ou lire des
petites histoires.

Leur père joue à la cachette, fait le cheval et des cha-
touilles. Souvent assise à les regarder s'amuser, je remercie le ciel d'avoir des enfants en santé et heureux. J'aime
mes trois hommes. La relation entre André et les enfants
est belle. C'est un très bon papa.

Cependant notre relation de couple est déficiente ; on
ne se parle presque plus. Seule à la maison, j'ai le temps
de réfléchir à notre relation. Je me sens souvent triste, je
voudrais tant qu'il parle, qu'il me décrive sa peine. Il
reste fermé malgré nos visites régulières chez le psychologue. Peut-être a-t-il trop de colère ?

Avec moi, il ne rit plus, sourit rarement, ne verse aucune larme. Il n'y a plus de joie dans ses yeux. Je le sens
loin, effacé, je vois son corps, mais son cœur est ailleurs.
Je me sens seule en sa présence. Il m'en veut d'être une
fumeuse. Comment peut-on rester aussi rancunier devant la maladie ? Les épreuves sont souvent là pour nous
apprendre des choses. Il faut pouvoir pardonner et je
sens bien qu'il est incapable de le faire.

Ce terrible combat m'apprend cette leçon fondamentale que la vie est difficile sans amour. Malgré tout, en cette fin d'année nous décidons, André et moi, de répéter l'expérience cubaine de l'an passé avec nos amis Yvan et Louise. Nous feuilletons les magazines pour trouver un nouvel endroit à prix abordable et on s'accorde tous les quatre sur un endroit avec trois piscines, bar, resto et tout ce dont rêvent les vacanciers. Malheureusement, dans son enthousiasme, André en parle au travail et l'envahissante Kalie veut venir! André n'y voit pas de problème et accepte sans hésiter!

Pour moi, ce voyage représentait une occasion de me rapprocher d'André. J'espérais retrouver une certaine complicité comme avant, il y a longtemps il me semble… Lorsqu'il m'a fait part de sa conversation avec Kalie, j'ai été piquée par une jalousie extrême. Je me suis même demandé s'il n'avait pas tout fait pour qu'elle s'invite…

— Pourquoi?! Elle est venue l'an passé! Ça va faire! que je lui ai fermement dit.

— Ben pourquoi? T'étais d'accord l'année passée, pis là tu l'es pus?

— André, tu me parles tout le temps d'elle… t'as beau m'dire que c'est juste une amie, mais tu joues avec le feu! Quand j'pense aux commentaires qu'elle t'a écrits sur les photos de party de bureau! «Tu es mon ami, mon CONFIDENT!» Voyons André, tu comprends pas… tu me dis rien, mais c'est de plus en plus évident qu'il y a quelque chose qui se passe entre vous deux!

— Ben là. J'te dis que c'est rien qu'une amie, une bonne amie, c'est tout.

L'affrontement n'a pas duré longtemps, j'étais trop sous le choc. Quelques semaines plus tard, nous avons repris la conversation et je lui ai répété que je ne voulais pas d'elle dans nos vacances ! Il m'a répondu :

— Elle ne sera pas seule, elle viendrait avec sa coloc et ses deux tantes.

— Pardon ? La famille avec ? Réalises-tu qu'avec Yvan et Louise et maintenant Marc et Caroline (frère d'Yvan et coïncidence de parcours), ça fait tout un voyage organisé ! Dix personnes ! Dix ! Moi qui voulais juste un p'tit voyage tranquille avec nos deux amis !

— Ben là, c'est chien ! j'lui ai dit qu'elle pouvait venir pis là il faut que j'lui dise que j'ai changé d'idée ? ! Pis de toute façon c'est juste pour la première semaine.

Puis silence… Il avait peut-être raison. C'est chien de faire ça à quelqu'un. Quelle stupidité de ma part… je me soumets à sa raison… et ça m'écœure au plus haut point.

Mon instinct me l'avait pourtant bien dit… On faisait tout ensemble : piscine, repas, plage… la gang, la gang, la gang… Dès la deuxième journée, le voyage était brisé… Un soir, en revenant du petit café à l'ombre, trop fatiguée pour rester avec la gang, j'aperçois André au bord de la piscine, assis sur le bout de la chaise longue, fesses et cuisses collées à celles de Kalie ! Ils rient, avec l'éternel verre de Cubata dans une main. Ils ont un plaisir fou ! Comme deux tourtereaux !

Je ne souris pas et en lui tapotant l'épaule, je dis que je pars me coucher et qu'il devrait en faire autant car l'alcool semble faire son effet ! Je devine qu'il refuse ; il est trop saoul pour bien articuler. Il s'amuse et ne veut pas rentrer. Il veut se promener sur la plage avec Kalie et sa coloc. Sa coloc ne les a pas suivis bien longtemps. Moi je suis fatiguée et je vais à la chambre.

Deux heures trente du matin, la nuit est très noire. Je suis dans mon lit depuis onze heures. Mon impatience s'est changée en colère. Je bous de rage, il n'est toujours pas rentré. J'aurai bientôt quarante ans. Il se promène sur la plage avec une fille de dix ans sa cadette. Je ne suis pas conne à ce point. J'ai cinq ans de plus que lui et je connais la chanson ! Et même si rien ne se passait, il est évident qu'il n'éprouve plus de sentiment pour moi.

Je décide de prendre les grands moyens. Je dépose sa brosse à dents, son sac pour l'entretien de ses lentilles cornéennes et ses lunettes au pas de la porte d'entrée de notre chambre, à l'extérieur sur le parvis. Je referme la porte et verrouille. Il n'y a qu'une seule clé pour l'ouvrir… et c'est moi qui l'ai !

Je me sens mieux. Je sais qu'il sera fâché, humilié et que son orgueil en mangera une claque. Je m'en fous ! La vengeance est trop douce pour regretter mon geste. Il n'est pas « tout nu dans rue », je sais qu'il ira frapper à la porte de nos amis, Yvan et Louise. À moins qu'il ne se venge autrement… ailleurs…

Trois heures, j'entends André frapper à la porte. Il a sûrement vu le joli cadeau au pied de la porte.

— Carole, ouvre.

Je ne réponds pas. Malgré ses coups répétés et son ton ferme, je ne réponds toujours pas. Je l'entends partir.

Le reste du voyage ressemble à l'image de cet événement. La première semaine, il est avec elle la plupart du temps. Assise sur ses épaules dans la piscine à jouer aux fous, aux amoureux en « lune de miel ». Et moi assise au café à lire, agacée par le vent fort du bord de mer. Je me sens comme un vieux bibelot, brisée et toujours fatiguée.

Je garde quand même quelques souvenirs amusants de ce voyage. Tôt le matin, seule, j'ai l'habitude d'aller prendre mon café. Pour m'y rendre, je dois monter soixante-seize marches, bien comptées. À destination, je m'assois au bar et commande mon cappuccino au serveur. J'avais demandé un peu trop d'effort à mon corps ce matin-là en grimpant les escaliers et soudainement le mal de cœur me prend ! Les toilettes son trop loin, alors j'attrape ma serviette de plage et je vomis dedans avec la plus grande discrétion possible. Heureusement, je suis seule et le serveur, dos à moi, prépare le café. Je referme vite la serviette et me dirige aux toilettes. Je la rince du mieux que je peux et reviens au bar. Louise et Yvan me rejoignent ensuite et je leur raconte ma mésaventure.

Plus tard, alors que nous nous dirigeons à la plage, Yvan a une idée de génie. Il prend ma serviette mouillée qui pue encore et l'échange pour une autre serviette déposée sur une chaise longue près de la piscine. C'était notre façon de nous venger des maudits vacanciers qui se précipitent aux petites heures du matin pour monopoliser une chaise sur le bord de la piscine ! On s'est bien amusés et j'étais tout à fait d'accord avec lui. Bravo Yvan !

De ce voyage, je garde un seul souvenir de tendresse. Nous avions loué une mobylette. André conduisait, et moi, assise derrière lui, collée à son dos, le menton sur son épaule, le vent sur mes joues, je me sentais libre et heureuse de le sentir si près… Il était mon protecteur, mon amoureux, je l'aimais.

Avril, mois de mon anniversaire, André m'invite au resto pour une deuxième fois. La première fois, je n'avais pas réalisé qu'il s'agissait de mon anniversaire. J'étais en jeans et en espadrilles. Il m'a bien exprimé sa déception devant mon allure de tous les jours. Il avait bien raison, mais son invitation était si soudaine que je n'avais pas pris le temps de me faire belle !

La deuxième fois, il me demande de faire un effort pour choisir mes vêtements. Je ne me doute absolument de rien. Nous nous rendons dans un petit restaurant japonais. En entrant je dis :

— Wow c'est mignon ici ! et je marche en direction du fond du restaurant. Hé ! mais que se passe-t-il ?

J'aperçois plein de monde que je connais : mes parents, ma sœur, ma belle-sœur et son *chum*, ma tante, mes amies et même deux collègues de travail incluant mon patron ! Surprise, je le suis… et tellement heureuse ! Tous m'accueillent chaleureusement. Au début je me sens embarrassée, mais les embrassades, les câlins, les sourires… c'est si chaleureux que j'en oublie ma timidité et je m'abandonne à ces témoignages d'amour.

On s'installe tous à table, on parle, on mange, on boit (sauf moi ! Grrr), on rit et on s'amuse. Ça fait des siècles que je n'ai pas vécu un aussi beau moment d'amour et de tendresse. Mon père me remet une enveloppe. À l'intérieur, une feuille pliée comme un accordéon. Je la déplie lentement, je lis et réalise soudainement qu'on m'offre un cadeau inouï ! Je suis tellement excitée ! Je remercie tout le monde du fond du cœur. Je vivrai bientôt une expérience incroyable accompagnée de mes deux complices, Louise et maman.

J'ai un rendez-vous… non pas à l'hôpital cette fois, encore moins chez un spécialiste, ni en salle d'examen… j'ai un rendez-vous avec un vieux rêve… Tête dans les nuages, je sauterai en parachute ! ! ! Ce cadeau pour mes quarante ans est tout à fait ce qu'il me fallait. Ils ont compris ma soif de vivre, je me sens aimée.

Depuis plusieurs années, je rêve de me laisser tomber dans le vide ! Il existe des endroits spécialisés où les instructeurs sautent en tandem avec les débutants. Auparavant, on doit signer un document dans lequel sont énumérés les dangers reliés à ce sport extrême. Une personne désireuse de sauter peut vite changer d'idée en lisant cette longue liste de dangers. Je me dis que si je devais mourir pendant le saut, ce serait une belle mort, mieux que dans un lit d'hôpital en tout cas ! Ma mère m'étonnera toujours. Elle aussi veut relever le défi à soixante-deux ans ! Louise, ma *chum* que j'adore, m'avait promis de sauter en même temps que moi si je me décidais.

Le jour « J », les trois filles courageuses et téméraires que nous sommes tremblent d'excitation et de peur dans un petit avion sorti tout droit d'un entrepôt du fond de la Russie ou de la Tanzanie ! Vieux, il fait un bruit d'enfer avec ses douteux moteurs de la dernière guerre ! À l'intérieur, aucun banc pour s'asseoir. Nous sommes assises les fesses sur le plancher de tôle. Pas de porte, juste une grande ouverture où, les uns après les autres, on se lance dans le vide ! Le vent, le bruit et le froid augmentent. Pour me tenir au chaud, mon instructeur est littéralement collé à mon dos ou, devrais-je dire, à mes fesses. C'est plutôt gênant de sentir un homme si près de moi alors que je ne connais que son prénom.

Sentir sa virilité très présente sur mes fesses est à la fois embarrassant, un peu trop chaleureux à mon goût, mais pas désagréable! Une sangle, qu'il serre encore plus fort juste avant de sauter, nous retient fermement ensemble... Je n'aurais pas voulu me retrouver seule dans ce ciel devenu inquiétant. L'instructeur est en quelque sorte celui qui porte ma vie sur son dos.

Ça y est! Nous avons atteint l'altitude requise. Mon cœur veut sortir de ma poitrine. Aucun risque: j'ai enfilé une combinaison trop serrée sur moi. J'ai pourtant bien écouté les instructions, mais sous le choc, j'ai tout oublié! À notre tour de sauter, nous sommes le troisième tandem sur les dix entassés dans l'avion. On se glisse sur les fesses à l'aide de nos talons, puis nous avançons vers l'ouverture de ce qu'il reste de ma vie!

Je ne peux plus reculer, je dois me jeter dehors, au grand vent... un – deux – trois – Ahhhhhh! (dans ma tête). Jamais un son n'est sorti de ma bouche. Je me retrouve la tête à l'envers, tout va tellement vite, je perds le sens des directions.

En belle innocente, j'avais spécifiquement demandé à l'instructeur de faire des pirouettes... pour augmenter mon *trip*! J'avais pas compris que de sauter était en soi, LE trip!!? Soudain les pirouettes cessent et c'est la chute libre, les bras en croix et le parachute qui n'est pas encore ouvert. Ça va tellement, tellement vite, la panique s'empare de moi. Non pas la peur de tomber mais d'être incapable d'expirer l'air de mes poumons. Une tonne d'air entre dans mes poumons et je n'arrive pas à m'en débarrasser!

Devant moi, j'aperçois l'éducatrice de la garderie des enfants, et amatrice de saut en parachute, que j'avais croisée avant l'envol. Elle me sourit, me montre son pouce en signe de O.K. Je ne bouge pas, je dois avoir les yeux sortis de la tête. J'ai peur de mourir étouffée ! Ma phobie a pris le dessus…

Un interminable cinquante secondes plus tard… le parachute s'ouvre enfin ! Oui ! Oui ! Madame intrépide peut enfin respirer ! *Switch* ! mon état mental et surtout mon physique changent soudainement. Un silence… complet… total… paisible… la nature est magnifique, nous survolons des champs agricoles aux couleurs multiples. C'est merveilleux ! Mon instructeur me propose de diriger moi-même les mouvements du parachute. J'essaie et c'est flippant. Je tente de tourner à gauche, à droite. L'instructeur reprend les commandes… de toute façon mes biceps chétifs ne peuvent plus rien retenir à cause de la force du vent. Sept minutes de descente lente et merveilleuse ! Mon esprit est en état de grâce, je me sens plus près du p'tit Jésus.

Je dis un gros merci à la vie et je prie, je demande de vivre assez longtemps pour continuer à protéger et aimer mes enfants. La descente est trop vite pour moi, j'y serais restée tellement plus longtemps. Nous atterrissons en douceur dans l'herbe avec les neuf autres tandems. Je sens mes joues craquer sous le sourire. C'est comme un *high* (sans jeu de mot) que je partage avec ma mère et Louise. Pas nécessaire de parler, nos sourires et nos yeux en disent long. J'aperçois mes enfants et leur papa tout souriants, je suis heureuse. Ce saut était pour moi une autre façon de dire «oui» à la vie! J'acceptais de sauter dans l'inconnu comme c'est le cas avec le cancer.

J'ai un rendez-vous de contrôle. Six mois plus tôt, j'avais rencontré Dr Del Maestro pour passer un autre CT-Scan au cerveau. Tout est beau, il ne reste plus qu'un petit trou, la gélatine cervicale n'a pas repris toute sa place. Merci mon Dieu! Merci la vie!

CHAPITRE IV

Je déchire et je recommence

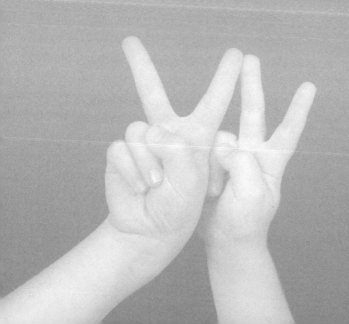

$\mathcal{D}$octeur Del Maestro est accompagné d'un interne. Il me pose quelques questions, m'examine et puis demande à son jeune collègue, assis un peu plus loin, de s'approcher de moi. Lorsque je suis entrée, je croyais l'avoir déjà vu. Je lui demande :

— *Have I seen you before?*

— *Yes, I think so.*

— *Were'nt you the one who assisted Dr Del Maestro at my operation?*

Et Del Maestro répond non. De fil en aiguille, il se rappelle mon opération au poumon. C'était même lui qui m'avait demandé s'il s'agissait du poumon droit que l'équipe médicale devait opérer !

Pendant qu'il parle, je ne peux m'empêcher de sourire, en tremblant des joues. Je suis envoûtée. Cet homme est beau, doux, et quel sourire ! ses dents sont plus blanches que des « Chicklets », sa peau est basanée, ses cheveux sont noirs et ses yeux intensément bleus. Quelle chance de se croire l'heureuse élue de cet Adonis, je suis troublée lorsqu'il s'approche de moi, de mon visage.

Dr Del Maestro désirait qu'il m'examine les yeux. Ses yeux si magnifiques étaient à six pouces des miens. Il m'a regardée, fixée, scrutée, analysée et il est entré dans mon coeur. J'étais sous hypnose, sans bouger d'un poil, sans sourciller, sans cligner des yeux, ma respiration était silencieuse et je tombais, tombais… en amour. Je voulais que ça continue éternellement. Encore et encore, yeux dans les yeux, mon cœur battait la chamade ! Ça devait bien faire trente secondes qu'il me regardait. J'ai lutté contre moi pour ne pas déposer mes lèvres sur les sien-nes… Soudain Dr Del Maestro demande :

— *What do you see?*

Mon prince charmant recule et répond que ma pupille droite est plus petite que la gauche (conséquence de l'opé-ration). Le charme est rompu. J'étais pourtant si bien…

Le rendez-vous terminé, je reprends ma voiture, j'ins-talle un CD intensément « dancing », genre techno ; je ne me rappelle plus exactement. J'arrive à la maison la musique à fond (Ti-Jos Camaro !) et je refais jouer le CD dans le système de son haute performance de la maison ! Je danse comme une débile pendant au moins quinze minutes sans arrêt. Fatiguée, je m'arrête et j'ai le sourire étampé dans le visage. Je suis essoufflée, je regarde mon visage dans le miroir sur le mur d'à côté :

— Mais pourquoi tu capotes comme ça ? !

La raison était bien simple… un homme m'avait re-gardée droit dans les yeux ! Il y avait si longtemps qu'on ne m'avait pas regardée ainsi. Et ma joie s'est transfor-mée lentement en tristesse et en amertume.

L'été s'installe en douceur. André et moi rencontrons notre psychologue régulièrement. C'est encore moi qui parle le plus. André reste le même, ses émotions, je ne les sens pas, je ne comprends pas ce qui se passe. J'ai l'impression de tourner en rond et que rien ne change.

Malgré le professionnalisme de notre psy, je sens qu'André répond à ses questions de façon très cartésienne, avec sa tête… le cœur n'y est pas.

Un jour, André me demande s'il peut partir pour le week-end, voir son copain de Québec. Je suis d'accord, cela lui fera un grand bien. Il ajoute qu'il fera la route avec Kalie.

— Kalie? Pourquoi Kalie, elle le connaît?

Il semble que oui. J'aime pas l'idée, il le sait, mais il part quand même avec elle. Ça me dérange, je trouve pas ça *clean*. Je vais me réconforter auprès de mes parents avec mes petits hommes.

Kalie fait de plus en plus partie de la vie d'André. Son nom revient souvent chez le psychologue. Et à maintes reprises, je le préviens :

— Joue pas avec le feu André, tu peux te brûler.

Il me répond toujours :

— C'est juste une bonne amie.

Je me souviens d'un album photos qu'on lui avait remis à l'occasion de son anniversaire, je crois. On voyait ses collègues de travail, dans différentes situations au bureau. Sur la plupart des photos, étaient écrits des petits messages, des blagues. Sur l'un de ces collants, bien positionné près de la photo de Kalie, était écrit « amie » et « confidente ». Le mot « confidente » m'a drôlement agacée. Beaucoup trop intime à mon goût. *Non, non, c'est juste une bonne amie … mon œil!*

André se retrouve chez le père de Kalie avec les collègues du bureau à quelques reprises. Ce monsieur possède un verger, je crois. Je n'y suis jamais allée et je ne me rappelle pas y avoir été invitée!

Le doute est définitivement installé… il se détache. Nous vivons une petite vie sans trop de vague, un calme plat, comme l'eau dans un verre déposé sur une table. Un soir, après le coucher des enfants, je décide de fermer la télé et, droit dans les yeux, je lui demande :

— Vois-tu encore un avenir avec moi ?

Sa réponse est très longue à venir. J'aurais eu le temps de faire un café ! Finalement, il me regarde et me répond d'une voix monocorde :

— Je l'sais pas.

Un coup de poignard dans mon ventre aurait fait le même effet. Je suis plus âgée que lui, j'ai vécu plus d'expériences amoureuses… j'ai tout compris. Il n'a pas osé dire « non », c'est pourquoi il a répondu ce qu'il considérait acceptable. Il était clair que son silence en disait long. J'essaie de digérer ce poison avant même de penser à la suite. Au coucher, je lui pose LA question :

— Est-ce que tu l'aimes ?

Sa réponse reste la même : « c'est juste une bonne amie ». Quelques jours plus tard, alors que nous sommes allongés sur le lit, il me dit :

— T'sais, la dernière fois que tu m'as posé la question face aux sentiments que j'avais pour Kalie… eh bien… j'commence à y penser.

Je sais lire entre les lignes… « Je suis en amour avec elle ». Il s'est donc brûlé… et moi je suis noire de suie. Je ne pleure pas, je me sens aussi lourde qu'un éléphant. Je bous à l'intérieur et la rage circule dans mes veines. Je suis incapable de parler, je tourne le dos et me ramasse en boule.

Les faits sont là, je suis vieille (cinq ans de plus que lui), je suis malade et fatiguée. Elle est jeune (quinze ans de moins que moi), pleine de vitalité et d'énergie. Verdict : elle gagne, je perds.

Quelques semaines plus tard, je suis triste et inquiète. Un après-midi, il part en « camping » chez le père de Kalie avec d'autres amis. Il vient me rejoindre chez mes parents le lendemain. En arrivant, il me prend dans ses bras, me serre très fort et m'embrasse tendrement. Je reçois ce geste comme un coup de poignard ! C'était clair pour moi, ils avaient fait l'amour. Je voyais bien qu'il cherchait à se faire pardonner ses mensonges, pour ne pas dire sa trahison. Je l'ai regardé droit dans les yeux, mais il a fui mon regard.

Édouard a maintenant cinq ans, l'âge de l'école, la maternelle ! J'ai la chance de l'accompagner pour cette première journée. Il est un peu déçu de ne pas retrouver ses amis de la garderie. Son école est près de la maison. Quelques semaines ont suffi pour qu'il s'y sente bien. J'ai la chance d'assister sa professeure à titre de bénévole occasionnelle. Je l'aide dans la préparation de projets pour les enfants. Je suis fière de mon grand garçon. De nature réservée, il s'exprime bien lorsque vient son tour.

Maintenant en première année, les petites filles se collent à lui au service de garde de l'école. C'est un garçon doux et toujours de bonne humeur. Lorsque je vais le chercher, ses amis se jettent sur lui, comme s'il venait de *scorer* un but ! C'est vraiment spécial à voir ! Mes enfants vieillissent et je deviens un peu nostalgique des doux moments de tendresse partagés avec eux lorsqu'ils étaient tout petits...

Ma situation physique s'améliore grandement, je continue ma chimio deux fois par mois. Elle est moins forte et ma fatigue est plus supportable qu'avant. On a diminué ma médication et j'ai surtout une écoeurantite aiguë de la maison. J'en ai marre de tourner en rond et de réfléchir à mon sort. Je dois sortir, penser à autre chose. Je décide de téléphoner à mon patron. Quel homme généreux et compréhensif. Il me confirme qu'il y a toujours une place pour moi. Je ne peux travailler à cinq jours semaine et nous convenons pour deux demi-journées (car je dois faire la sieste l'après-midi). Ma compagnie d'assurance est étonnée d'apprendre que je désire reprendre mon travail, malgré mes traitements de chimio. J'explique que je le fais tout simplement pour ma santé mentale !

Lorsque Édouard était à la garderie, j'avais fait la connaissance d'un couple intéressant. Le père était sourd, non pas malentendant, sourd, il lisait sur les lèvres. J'étais fascinée par sa facilité à comprendre, juste en nous regardant. J'avais tendance à exagérer la prononciation des syllabes, je les disais lentement. Sarah, sa conjointe lui parlait normalement sans ralentir son débit. Je me suis trouvée un peu ridicule. Ce couple me fascinait, il semblait régner une si belle entente entre eux. Un jour, en sortant de la garderie avec mes deux garçons, j'entends leur meilleur ami dire tout bonnement :

— Je vais chez papa ce soir, dans sa nouvelle maison.

J'ai dit :

— Ah ! ton papa et ta maman ont acheté une nouvelle maison ?

— Non, c'est juste papa. Mes parents sont séparés.

J'étais sous le choc. Je me suis accrochée solidement aux mains de mes enfants pour retourner à l'auto, comme pour me protéger de ce malheur.

Plus tard, je décide de téléphoner à Sarah, la mère de cet enfant. Je veux connaître son histoire, savoir comment ses enfants ont réagi. Nous nous donnons rendez-vous au resto. Elle me parle de son expérience, sa séparation, la peine de son grand garçon, l'ami d'Édouard, avec beaucoup de générosité et sans aucune pudeur. Depuis, nous sommes devenues des amies.

Chez le psychologue, nous parlons de séparation, c'est devenu inévitable. Je viens d'une famille très unie et je n'accepte pas l'idée d'une séparation, mais ai-je le choix ? Mon rêve d'amour s'écroule. Autrefois, nous nous amusions, André et moi, à deviner lequel de nous deux pousserait le fauteuil roulant de l'autre ! Aujourd'hui, c'est la défaite et je ne ris plus.

Je parle de ce vieux couple que j'avais vu prendre un taxi un matin, alors que j'étais seule à l'hôpital. La dame portait les mêmes couleurs que son mari : « *match* » parfait. De toute évidence, il était plus malade qu'elle. Il avait de la difficulté à marcher ; elle l'aidait à monter dans le taxi. L'homme s'est installé à l'avant et la dame derrière. J'ai vu la main de cette douce madame lui caresser les cheveux, l'épaule. Elle s'est avancée pour lui dire quelque chose à l'oreille. L'homme a mis sa main sur celle de la dame, en souriant. Le taxi est parti. Ce geste d'amour m'a touchée profondément. J'ai compris que je ne vieillirai pas avec mon conjoint.

J'ai raconté cette histoire chez le psychologue. J'ai eu l'impression de toucher André, juste l'impression. J'espérais le convaincre que tout n'était pas fini, qu'il suffisait d'un peu plus d'amour pour retrouver notre complicité. Plus je parlais, plus je voyais que je gaspillais ma salive. Cette lutte de femme pour garder son homme était perdue d'avance.

La séparation devenait évidente et j'éprouvais une immense tristesse, une blessure plus profonde que le cancer. Contrairement au cancer, il n'existe aucun médicament pour soigner un cœur blessé. J'avais grandi dans une famille unie et j'avais espéré la même chose pour moi. Mais André avait une tout autre histoire… Il parlait très peu du divorce de ses parents. J'avais compris que cette expérience avait été difficile.

Ma tristesse était plus grande pour mes enfants. Nous étions propriétaires d'un triplex avec une hypothèque élevée ; un seul propriétaire ne pouvait assumer seul les paiements. Il fallait donc vendre la maison. J'ai appelé notre agente immobilière. Le plus difficile était de l'annoncer à nos enfants. Il devenait nécessaire de le faire car bientôt une pancarte colorée serait plantée sur le terrain, près de la fenêtre de chambre d'Édouard, « Maison à vendre ». Comment dire à mes enfants que papa et maman se séparent ? Qu'ils devront vivre dans deux maisons, qu'une nouvelle vie les attend ? Comment ? Comment ?

Aujourd'hui, vendredi, je suis au travail depuis bientôt trois semaines. Ça me fait beaucoup de bien de retrouver mes collègues, partager, échanger et surtout oublier un peu ma santé physique et mes problèmes conjugaux.

Le matin, au lieu d'enfiler mes jeans, je mets une jolie jupe avec des talons hauts et je me maquille, rouge à lèvres inclus! J'oserais même dire que je n'ai plus du tout l'air d'une malade.

Mais ce matin, ça ne va pas. C'est que demain nous devons annoncer aux enfants notre séparation et la vente de la maison. Je suis triste à mourir. Assise devant mon ordinateur, les larmes coulent sur mes joues. Mon patron, tout souriant et de bonne humeur, vient me saluer. Confuse, je lui explique mes larmes. Il m'écoute et essaie de m'encourager. Je finis à peine de sécher mes larmes qu'un autre collègue arrive. Journée difficile.

Le lendemain, nous sommes couchés et les enfants grimpent sur le lit, heureux de ce samedi matin. Louis saute sur le matelas en attrapant nos mains. Il veut jouer tout comme son frère. Ça nous prend quelques minutes pour essayer de les calmer. Je dis:

— Les gars, on a deux choses à vous dire… la première c'est qu'on va au cinéma cet après-midi!

— Yé! Yé! et les enfants sautent de plus belle et sont contents.

Mais c'était une erreur de ma part, je perds leur attention. Mon cœur bat vite et je parle presque en criant. Je dois leur dire que leur vie va changer et je mets une énergie presque trop grande à leur faire comprendre qu'ils auront deux maisons, deux chambres et plus de jouets!

— Comme ton meilleur ami, ton papa et ta maman ne vivront plus ensemble. Parfois un papa et une maman ne vivent pas ensemble. Il arrive qu'ils ne soient plus amoureux. Mais c'est pas grave, on reste quand même de bons amis ! Ce qui compte, et ce qui est le plus important, c'est qu'on soit toujours là avec vous deux et qu'on vous aime toujours, toujours.

Pendant cette explication, il nous est absolument impossible de calmer Louis qui continue à sauter et à jouer. Édouard, lui, a compris et malgré sa surprise, il ne semble pas trop être affecté. Nous terminons notre conversation en beauté avec le déjeuner et le plaisir d'aller au cinéma. André est resté plus en retrait. Il a parlé aux enfants, avec ses mots de père, mais j'ai pris plus de place que lui car j'étais plus triste que lui, du moins, c'est ce que je sentais.

Puis nous cessons nos consultations de couple chez le psychologue, mais je continue seule, car je sais que les mois qui suivront seront difficiles. Il est plus facile de parler de mes sentiments douloureux avec une personne qui n'est pas impliquée dans ma vie. Mes parents ont suffisamment souffert.

Quelques jours plus tard, pendant que je regarde la télé et que les enfants sont couchés, André se retourne et me demande :

— Est-ce que cela te dérangerait si je découchais ?

Il m'aurait posé la question « Cela te dérangerait-il que j'te tue ? » que l'effet aurait été le même. J'aurais voulu crier « Ben non, mon chéri, ça me dérange pas du tout ! Vas-y ! Vas-y donc assouvir ta p'tite bête ! … ça va te faire un bien fou ! » Mais ma réponse a été :

— Ai-je le choix ?

Les nuits qui ont suivi, j'étais seule dans notre lit. Il partait après le coucher des enfants et revenait tôt le matin avant leur réveil. Certains matins, les enfants étaient déjà levés lorsqu'il arrivait… avec son manteau sur le dos. Les enfants posaient des questions et moi je mentais, répondant que papa avait réchauffé la voiture… Cette vie-là m'était totalement destructrice, malsaine. Je lui en voulais de son indifférence.

Après plusieurs semaines de ce régime, il me fallait trouver un logement, un endroit près de l'école d'Édouard. Je n'avais pas de voiture fiable et je cherchais près des métros. J'en ai visité plusieurs, mais tous étaient trop petits ou trop loin du métro ou de l'école. Nous étions octobre 2004; difficile de trouver un logement abordable à cette période de l'année. Chaque fois que je trouvais un appartement intéressant, on me faisait comprendre entre les lignes que j'avais le «défaut» d'avoir de jeunes enfants! Discriminatoire et choquant.

Pendant ce temps, la vie des enfants se poursuit normalement. Je me demande s'ils se rappellent notre conversation sur la séparation. Nous vivons tous les quatre un semblant de vie familiale. Je n'en peux plus, c'est trop difficile et Noël approche à grands pas.

Les fins de semaine, il y a les visites libres à la maison. Souvent, je me retrouve à la campagne chez mes parents avec ou sans les enfants, mais jamais avec André. Lui, il a d'autres chats… à fouetter! Nous décidons de célébrer les fêtes séparément. Qui aura la garde des enfants pour Noël? Je ne démords pas! C'est MOI. C'est MOI qui l'aurai! Une obstination s'ensuit bien sûr… alors je propose d'alterner à chaque année. Il les aura l'an prochain, c'est tout.

Je me retrouve donc chez mes parents d'amour heureux de partager ces moments avec leurs petits-enfants.

Devant les rires et la joie des deux garçons, j'en oublie presque l'existence de mon ex. Ils ne me demandent pas où est leur papa. Sur les photos prises par ma mère, j'ai vu mon visage défait, blanc et pas du tout convaincant. Je vivais l'échec d'une femme, d'une famille.

Fin décembre 2004, enfin une offre d'achat pour la maison. Les acheteurs potentiels proposent un prix qui ne répond pas aux attentes d'André, mais qui me convient parfaitement. Je n'aurai plus à vivre la situation de mensonges avec mon « coloc ». Mais, espoir déçu, la banque refuse le prêt. Nous revenons à la case départ.

Je n'en peux plus, je dois trouver un logement au plus vite. Je décide finalement de réviser mes positions, je cherche ailleurs et, de toute évidence, je devrai m'acheter une voiture. Alors, dans la neige, je continue mes démarches avec mon vieux camion qui pourrissait tranquillement au fond de la cour et qui est sur le point de lâcher.

Entre-temps, nous faisons la « séparation des biens », André et moi. Je n'ai pas le cœur à conserver nos souvenirs, je lui donne tout ou presque. Je conserve mon lit remisé ainsi que trois ou quatre autres meubles. Je laisse tout le reste du mobilier, vaisselle, literie, accessoires… tout ! Et malgré cela, il refuse de me remettre la collection de DVD de James Bond, mon héros d'enfance. Ce même James qui m'avait accompagnée lors de mes contractions avant l'accouchement de mes deux enfants ! Il fait de même pour le CD de musique cubaine qui m'avait tant fait de bien lors de ma première opération au cerveau.

Nous séparons également les jouets et vêtements des enfants. Et nos albums photos, que fait-on des albums photos? On en a tellement. Nos enfants sont les vedettes de ces albums, témoins d'une vie heureuse. Je ne voulais rien garder de notre passé, j'avais trop mal, c'est André qui les garde.

Après plus de trois mois de recherche, je trouve enfin un logement à quelques rues de mes deux amies Louise et Julie. Le logement me plaît, tout blanc, plancher lustré et lumière abondante. Je suis pressée de recommencer à neuf, blanc-blanc-blanc, finie la saleté! Nous sommes un mercredi, la maison n'est toujours pas vendue. Mais ce logement, je le veux! Je me sentais comme s'il me fallait supplier le propriétaire de me laisser son appartement. J'explique que j'ai la garde de mes enfants et que nous serons chez mes parents les week-ends! Incroyable de justifier la présence de mes enfants au monde! Le vendredi suivant je signe mon bail, enfin.

Payer en double le logement et l'hypothèque me paraît un détail. C'est comme si je voulais me sauver de la maison, fuir! L'argent, je le trouverai bien. Les jours suivants, j'achète les meubles, la vaisselle et tout ce qu'il faut pour vivre confortablement. La p'tite carte de crédit se fait aller! Dimanche on s'installe. Ma mère, ma sœur et quelques amies viennent m'aider. Le lundi suivant, les déménageurs transportent mes affaires de la maison. Je dois m'occuper des changements d'adresse, de téléphone et tout ce qui vient avec!

Puisque j'habite loin de l'école et de la garderie, mes parents savent que j'ai besoin d'une voiture. Le week-end suivant, alors que je suis chez mes parents avec mes amours, mon père entre dans la maison excité, essoufflé, et me dit bien fort :

— Carole ! j'ai trouvé la plus belle petite auto ! Est super belle, j'suis sûr que tu vas l'aimer ! C'est le modèle que tu cherchais et elle a des fleurs dessus !

— Des quoi ?

— Des fleurs, des grosses fleurs sur l'auto rouge ! Comme tu le désires ! Viens la voir !

Comment refuser une telle proposition ! Chez le concessionnaire Toyota, j'aperçois une « Écho » rouge qui brille, avec de grosses fleurs orangées et des logos de *peace and love* en vert sur les portes et le toit ! Elle est magnifique ! Et sur le pare-brise, je lis « Viens me chercher Carole ! je t'attendais ! ». Commencent alors les questions techniques, le contrat, les assurances, les plaques, l'installation de la radio, le changement de pneus et la poignée de main. Vendue !

Je lui donne le nom de « Eddylou » en honneur de mes fils. Je roule chercher mes enfants pour notre retour à Montréal. Conduire ma voiture neuve, décorée de fleurs et du symbole de la paix me donne un sentiment fou de liberté ! Je vole ! Mes enfants sont aussi excités que moi et me surnomment « Maman princesse ». Mon père dit que le concessionnaire n'a jamais fait une vente aussi rapide !

Un jour, après mon départ de la maison, je croise ma voisine. J'étais venue chercher des objets oubliés. J'aimais beaucoup l'énergie de cette vieille dame d'Europe de l'Est. Elle vivait avec un mari de santé fragile. On avait souvent de petites conversations lorsque la température

le permettait. Souriante et positive, elle adorait nos enfants. Elle leur avait offert des cadeaux pour Noël et à
leurs anniversaires. Je lui avais offert une photo de notre
famille pour la remercier.

Elle ignorait qu'André et moi étions séparés. Après
qu'elle se fût informée de ma santé, j'en profite pour lui
annoncer notre séparation. Je vois son beau sourire disparaître et son visage se durcir. Ses yeux sont comme des
épées. Elle me dit d'un ton ferme et furieux :

— Il ne peut pas vous faire ça ! Il ne peut pas ! Vous
êtes malade !

Je réponds :

— Je me sens mieux qu'avant. De toute façon, y est
trop tard… Y a déjà une autre femme dans sa vie.

Elle me demande s'il s'agit de la fille aux cheveux longs.
Elle continue à me répéter qu'un homme ne peut pas
faire ça à une femme malade et encore moins lorsqu'il y
a des enfants. Je comprends sa réaction, elle qui prend
soin de son mari depuis si longtemps. Je l'embrasse très
fort et je lui dis que j'ai la chance d'être entourée de ma
famille et mes amies. Je repars le cœur gros vers mon
nouveau chez-moi…

Malgré ma nouvelle situation monoparentale avec
garde partagée, et malgré ma peine et mon amertume,
je suis confiante en l'avenir. J'aime l'idée d'habiter une
nouvelle place, sans responsabilités de propriétaire, avec
pour unique préoccupation mes enfants et moi. L'image
qui me vient est celle d'un papillon. Tout comme la che-
nille dans son cocon, je découvre une nouvelle liberté
qui me donne des ailes. Je recommence à neuf, je repars

à zéro. Blancheur, voilage et douceur m'entourent. Telle-ment plus sain, plus serein aussi. Maman, ma chère ma-man, m'apporte toutes sortes d'objets avec des papil-lons… t'es drôle maman. Elle est aussi heureuse que moi.

Cette décision de garde partagée m'inquiétait un peu. J'avais peur de ne pas pouvoir assumer seule cette res-ponsabilité. Mais je trouve l'énergie, simplement parce qu'ils sont mes enfants, mes anges, mes sauveurs. Grâce à eux, je retrouve le goût de vivre en harmonie avec mes désirs et mes rêves. Mes enfants ne parlent jamais de leur père lorsqu'ils sont avec moi. Ils sont heureux, mais je sais qu'ils n'ont pas encore compris qu'il en sera ainsi toute leur vie !

En quelques mois, nous trouvons une routine rassu-rante. Avec la voiture, je fais trois heures de route par jour pour les conduire à l'école et à la garderie, situées aux deux extrémités de la ville. Je ne veux pas changer leur vie : même garderie, même école, mêmes week-ends chez papi et mamie. André demeure toujours dans notre maison. Aucune autre offre d'achat n'est faite. Puis un jour, à ma grande surprise, André me propose d'acheter ma part de la maison.

— Mais veux-tu bien me dire comment tu vas faire pour payer l'hypothèque ? !

— C'est mon problème, combien veux-tu ?

À partir de la seule offre d'achat reçue, nous convenons d'un montant satisfaisant pour tous les deux. Nous pre-nons rendez-vous avec une notaire. Quelques semaines plus tard, je me retrouve chez la notaire devant André et Kalie. Surprise, je me demande ce qu'elle fait là, celle-là ? Le visage m'allonge et j'ai juste envie de mordre ! C'est comme une claque en pleine face. Ce n'est pas André qui achète ma moitié! Mais elle! Sa maîtresse! Son amie! Sa confidente!

Rien à dire sur la notaire, elle parle, lit et parle. Très peu de mots sont échangés entre André et moi, aucun regard avec l'autre. Je me sens humiliée et enragée. À deux reprises, la notaire sort du bureau pour l'impression des documents... on aurait pu entendre une mouche tomber tellement l'air était lourd. Chaque seconde paraissait des heures, je n'avais qu'une envie: sortir de ce piège à con! Seul soulagement, un chèque dont le montant ne sera jamais à la hauteur de cette conspiration.

La transaction terminée, il m'a tendue une main timide, que j'ai effleurée. Quant à l'autre, elle a osé présenter la sienne. J'ai honte aujourd'hui de dire que je lui ai donné la mienne. Je ne me rappelle pas avoir vécu un moment aussi pénible. Je me sentais humiliée et bafouée. Je suis sortie presque en courant, je suis montée dans ma voiture et j'ai roulé beaucoup trop vite comme pour m'éloigner de ce cauchemar.

Mes visites à l'hôpital se poursuivent ainsi que mes traitements de chimio. Je continue de payer trop cher le stationnement de l'hôpital, d'observer les malades, les visiteurs, les livreurs de fleurs, les agents de sécurité, les concierges, les infirmières, les médecins invisibles. Je continue aussi de penser qu'un jour tout cela finira...

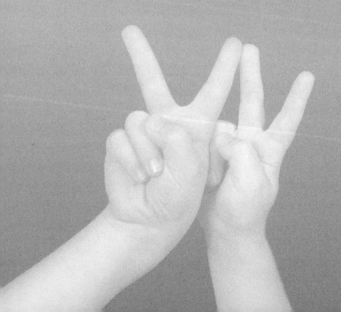

CHAPITRE V

Une nouvelle page blanche...

Treize heures, j'ai rendez-vous avec la docteure oncologue. Je suis dans la salle d'attente… à l'attendre.
J'en profite pour fermer les yeux en essayant de ne pas
laisser tomber ma tête en avant, ni d'ouvrir la bouche
pour éviter de laisser couler ma bave! Je suis si fatiguée.
Je m'endors toujours après les repas. Je ne peux pas faire
de sieste aujourd'hui. Dans quelques minutes, je serai
accueillie dans une petite pièce par ma docteure. Je l'ai
surnommée «Madame Toutouneski». Originaire de l'Europe de l'Est, c'est une femme médecin très compétente
(puisque je suis toujours en vie), mais il lui arrive souvent de ne pas connaître les résultats des radiographies
ou des scans pourtant inscrits à l'ordinateur instantanément, le jour même où je les passe. «Ordinaphobe».
Puisqu'elle ne sait pas utiliser l'ordinateur, je dois attendre le rendez-vous suivant pour connaître les résultats de
mes examens. C'est très frustrant.

De plus, nos communications sont difficiles, je ne comprends pas toujours ses explications trop brèves. Lorsqu'elle entre en trombe dans la pièce de consultation, je
me sens minutée à la seconde… C'est une femme pressée
et toujours en retard. Mais cette fois, l'attente est interminable! Elle arrive presque deux heures plus tard.

Dans la salle d'attente, je suis souvent parmi les plus jeunes. Plus jeune veut dire «mère-avec-des-enfants-en-bas-âge-qui-attendent-à-la-maison». Plus le temps passe entre les murs mornes de l'hôpital, plus le temps avance aussi entre les murs colorés de la garderie et de l'école… Attendre me stresse. Je n'ai aucun contrôle sur les minutes qui passent… Lorsqu'elle arrive enfin me demandant, essoufflée, comment je vais, je réponds impatiente :

— J'arrête la chimio. Chus pus capable de gérer ma vie autour de ce *crisse* de cancer !

Elle s'excuse de son retard mais je m'en fous complè-tement, j'ai atteint ma limite ! Je lui déballe, exaspérée, tous les problèmes que je vis depuis trois ans ! Tout y passe. Mon ex, sa maîtresse, la maison, le déménagement, mes enfants, mon travail, ma fatigue, mon corps meur-tri, mon écœurement général de toute cette maudite merde ! Et ça sort tout croche. Essoufflée, j'arrête de par-ler, de crier, et pliée en deux sur ma chaise, je tiens ma tête à deux mains. Elle me regarde et son regard est celui d'une guerrière. Avec ses poings fermés, elle me dit :

— *Don't stop chimio now! Proove him wrong! Proove him wrong!*

Elle n'a absolument rien compris ! Ça n'a rien à voir avec mon ex. Je parlais d'elle, de son manque de respect à toujours me faire attendre ! Notre communication est vraiment boiteuse. P-a-t-h-é-t-i-q-u-e.

En sortant, je retourne à la salle de traitement remet-tre mon dossier médical et leur permettre de comman-der le médicament oncologique. Bien sûr que je conti-nue le traitement, je le dois, il le faut… pour l'amour de mes enfants.

Il est presque quinze heures, je dois être à la garderie à seize heures. J'attends le médicament. Je suis incapable de m'asseoir, trop frustrée et surtout très impatiente. Je deviens de plus en plus de mauvaise humeur. Je me promène dans le corridor de la salle d'attente, les bras croisés et je ne cesse de jeter un coup d'œil sur la table où mon dossier est déposé avec le petit contenant en plastique encore vide…

J'exprime ma frustration et mon impatience aux infirmières qui travaillent comme des abeilles auprès des patients. Une infirmière me dit enfin que le médicament est prêt. Je l'informe que je dois partir dans trente minutes pour aller chercher mes enfants aux deux extrémités de la ville. J'ai la chance de tomber sur une infirmière, mère de famille. Elle comprend mon inquiétude et m'assure qu'une deuxième infirmière l'assistera pour accélérer le processus. Elle le dit en souriant malgré ma *baboune* évidente. Quel métier! La compassion de ces infirmières est une aide précieuse dans le processus de guérison. Je sens qu'elles sont prêtes à m'aider pour tenir mes responsabilités familiales. Chères infirmières, je vous suis si reconnaissante.

Un jour, André me téléphone et me propose de dîner avec lui pour parler. Aucune envie de le rencontrer et encore moins de dîner avec lui… Cela doit sûrement être important. Au restaurant, aucune bise à l'accueil. La conversation tourne autour des enfants. L'atmosphère est plutôt relax, je me sens mieux dans ma peau, ma tristesse s'est apaisée, mais pas ma rage. Il me pose LA question:

— Que penses-tu de moi, me considères-tu comme un ami ?

Je suis bouche bée. Ai-je bien compris ce qu'il me demande ? S'agit-il d'une farce… ? Je réfléchis sérieusement à ma réponse. Elle aurait pu être très courte, un seul mot aurait suffi : non. Mais j'en profite pour lui dire franchement tout ce que j'ai sur le cœur. Je ne me rappelle plus les mots mais j'en avais gros à dire… Je lui dis combien je me suis sentie trahie et humiliée devant son incapacité d'attendre pour se précipiter toutes les nuits dans le lit d'une autre. J'ignore ce que sera la réaction des enfants lorsqu'ils seront adultes, mais je doute qu'ils comprennent bien ce que signifie le mot compassion. Du jour au lendemain, une autre femme que maman se retrouve dans la maison de papa et maman, et couche dans leur lit. Comme si les êtres humains étaient interchangeables. Vivre avec une femme malade et souvent fatiguée n'est pas une vie facile, mais j'aurais tellement souhaité me sentir aimée, touchée, encouragée.

Je me suis sentie comme un vieux torchon qu'on jette à la poubelle ! Pourquoi cette précipitation dans son lit alors qu'il savait que ce n'était qu'une question de semaines avant notre séparation… Étais-je si laide à ses yeux ? Je lui avais demandé de trouver une mère aux enfants et, de toute évidence, il avait aimé cette mission. J'avais cependant oublié de spécifier d'attendre après ma mort… Elle est entrée dans notre vie, la mienne et celle des enfants, beaucoup, beaucoup trop vite.

Et malgré toute ma colère je n'ai pu m'empêcher de lui parler de notre passé heureux. J'ai raconté ce souvenir alors que je roulais dans ma voiture et qu'une petite mobylette à deux temps m'avait dépassée laissant derrière elle une odeur de gazoline. En une fraction de seconde, le souvenir de notre voyage à Gibraltar avait refait surface. Avec une grosse boule dans la gorge, j'ai pleuré en souvenir de ce moment heureux. Un lourd silence s'est installé, puis j'ai dit :

— Je t'ai aimé, on a fait plein de belles choses ensemble. Dommage que cela se termine aussi mal. Onze années de vie commune ne s'effacent pas du revers de la main. La colère est encore présente et je veux m'en délivrer. Je sais que le pardon est le moyen d'y arriver, mais j'en suis incapable pour le moment. Pour répondre à ta question, c'est non. Je ne suis pas ton amie, je t'en veux beaucoup et notre seul lien est nos enfants. Je resterai courtoise pour le bien-être de nos enfants.

Il est resté silencieux et j'ai ajouté :

— Pis toi André, comment te sens-tu avec tout ce qui s'est passé ?

Il m'a répondu :

— Je ne me sens aucunement coupable.

Je suis bouche bée, la mâchoire complètement décrochée. Comment peut-on traverser des passages aussi douloureux sans éprouver aucune culpabilité ?

Je rajoute :

— Tu dois être totalement aveuglé par l'amour passionnel. Au fond, je te souhaite d'être heureux, parce que si tu l'es, les enfants le seront aussi. J'veux pas être méchante, mais je ne te vois pas un grand avenir avec elle. Je doute qu'une fille de vingt-cinq ans accepte de s'occuper de deux jeunes enfants qui ne sont pas les siens, de payer la moitié d'une hypothèque avec tout ce que signifie l'entretien d'un triplex, sans avoir des attentes très lourdes en retour.

Je l'ai vu sourire et me montrer ses belles dents. Je ne me souviens plus de ce qu'il m'a dit. Je dois avoir une mémoire sélective mais qu'importe, je me sentais soulagée d'avoir pu me défouler. À la sortie du restaurant, j'ai ajouté :

— Tu ne t'attends pas à une bise j'espère, j'en ai surtout pas envie !

On s'est souri. On aurait dit le même sourire moqueur de notre complicité d'autrefois… Puis nous sommes partis, chacun de notre côté, sans même une poignée de main.

Été 2005. Maintenant qu'Édouard est à l'école, nous devons composer avec deux mois de congé l'été. Nous nous entendons sur un horaire de garde. Mon patron, toujours compréhensif, accepte que je travaille une semaine sur deux pour m'occuper des enfants. La situation est différente pour André. Il décide d'inscrire Édouard à un camp de jour. Et c'est qui la « fi-fine » qui va inscrire fiston parce que papa n'est pas disponible ? J'ai dû faire le piquet deux heures debout. Comme si attendre était devenu ma vocation ! Mais bon.

Je décide de passer les vacances dans mon coin de pays en Abitibi. La majorité de la famille y est encore. Ma grand-mère se fait vieille, mais elle manifeste sa présence lors de nos appels téléphoniques. Ma tante, toujours généreuse, m'offre son chalet situé sur le grand terrain de leur maison, sous les arbres, à une minute et demie de distance. Tout à fait charmant, c'est un camp en bois rond, mezzanine pour les dodos, tout équipé mais sans eau courante et, au grand malheur d'Édouard, une *bécosse* dehors! J'ai bien ri lorsque j'ai montré aux enfants à quoi servait cette petite cabane près du chalet. Édouard s'est exclamé :

— Pouah! Ça pue maman!

Ma tante met de la chaux pour étouffer l'odeur. Je trouve ça bien réussi, mais ce n'est pas l'avis de mon fils. Il dit qu'il n'ira jamais. Il préfère un arbre situé juste à côté de la *bécosse*. Et tous les matins, il arrose allègrement les racines de l'arbre. Pour l'option deux, il court les fesses serrées jusqu'aux toilettes chez ma tante. Louis, mon bébé sourire, dit :

— Maman, ça pue pas, hein maman?!

— Mais non, c'est pas si pire que ça.

Je l'accompagne pour le tenir assis au-dessus du trou (un peu trop gros pour ses petites fesses!). Un jour, il a dit à ma mère qui l'aidait :

— Attention mamie, y faudrait pas qu'un petit garçon tombe dans l'trou!

Et puis j'ai expliqué aux enfants :

— C'est comme si on faisait du camping, mais dans un chalet au lieu d'une tente!

Ils étaient tout heureux... parce que camping veut aussi dire feu de camp. Et feu de camp veut dire «guimauves sur le feu!». Louis adore les guimauves. Les enfants profitent du plein air. Le sport préféré d'Édouard est de trouver des vers de terre et des chenilles, et de les conserver dans un petit pot de plastique. Il est heureux de partager ses découvertes avec nous. Louis, avec son crochet de pirate, fait des découvertes dans les herbes et les arbres qui entourent le chalet. Il s'imagine sur une île au trésor!

Maman a décidé de suivre ; mes parents n'aiment pas me voir partir seule sur la grand-route avec deux jeunes enfants. Je me sens privilégiée d'être bien entourée. Je fais la tournée de la famille, ma grand-mère est si contente de nous voir. Je reçois ce compliment qui me réchauffe le cœur :

— Ah ! qui sont fins, tes enfants sont ben domptés.

Et j'avais devant moi cette image d'un dompteur de lions avec son fouet, prêt à frapper ! Drôle d'expression d'une autre époque.

Pendant ces vacances, je reçois un traitement de chimio à l'hôpital de la ville. L'organisation complexe de ce traitement a valu la peine, car tout s'est bien déroulé. Je me suis présentée à l'hôpital avec une tante. Quel service, ultra rapide et efficace, aucune comparaison avec Montréal. L'infirmière est toute fière de me dire que les spécialistes de Montréal sont bien impressionnés devant leur façon de faire. Bravo ! C'est pas parce qu'on vit en région, qu'on n'est pas compétent !

Au chalet, très tôt le matin, comme à l'habitude je me lève à quatre heures et je me prépare un petit café sans faire de bruit pour ne pas réveiller les enfants qui dorment à la mezzanine. Dehors avec ma tasse, assise sur les marches du balcon, j'observe la nature se réveiller, silence, paix et grand bonheur. Je remercie le Bon Dieu de me prêter vie.

Le jour suivant, Édouard me demande de le réveiller aussitôt que je serai debout.

Ce matin-là, après avoir préparé mon café, je le réveille doucement. Je lui mets des gros bas et l'aide à descendre l'échelle de la mezzanine. Je prends une couverture de

laine, car les matins sont toujours frais. Nous nous installons sur les marches, et je nous couvre les épaules avec
la couverture assez large pour couvrir aussi les jambes.
Nous sommes bien collés tous les deux et totalement silencieux. Édouard se tait, il m'imite, puis il me demande :

— Où il est le soleil, maman ?

Je réponds en murmurant :

— Il est juste là, derrière les arbres. Attends un peu...
tu vas le voir.

En silence, nous regardons la lumière qui allonge l'om-
brage des feuilles. Ici et là des petits oiseaux nous disent
bonjour. J'éprouve un immense bonheur et un profond
sentiment de paix... Je lui flatte la joue et je lui dis tout
doucement :

— Je t'aime fort fort.

Il me sourit.

— Moi aussi maman, je t'aime.

Un nouveau silence s'installe, paisible, serein, avec nos
yeux encore endormis. Et mon grand garçon me dit, toujours en murmurant :

— On est bien, hein maman ?

Je suis émue au plus profond de mon âme. Mon cœur
est rempli d'amour pour mes enfants. Le jour se lève à
tous les matins et moi aussi je veux me réveiller encore
beaucoup d'autres matins. Puis apparaît Louis presque
en courant vers nous avec sa question existentielle :

— Maman ! y est où mon crochet d'pirate ?

C'est l'heure de la rentrée, la dernière soirée autour
d'un feu de camp. Puisqu'il s'agit d'un été chaud et qu'il
est interdit de faire des feux, ma tante ne veut pas que
son mari brûle plus de trois bûches. Il ne l'écoute pas

vraiment. Louis nous fait bien rire. Il s'aperçoit vite que la guimauve prend feu ! Pendant que mon oncle s'active à l'éteindre, Louis dit :

— Toi tu manges le dessus, pis moi je mange le dedans !

Très simple comme solution… nous avons donc tous mangé des dessus de guimauves brûlées ! Quel grand bonheur cette semaine de vacances avec ceux que j'aime et qui m'aiment. Je repars remplie d'amour et d'encouragement.

Au moment de ma séparation – maintenant vieille de sept mois – ma priorité était d'assurer aux enfants une sécurité affective et physique. Mission accomplie, les enfants s'adaptent bien à leur nouvelle vie. Ils ont maintenant deux maisons. Celle avec papa et Kalie et celle avec maman.

J'ai décidé de souligner cette nouvelle vie par une séance de photos chez le photographe. Après les vacances, j'ai pris rendez-vous chez une photographe professionnelle. Louis a bientôt quatre ans, Édouard six. Des photos de nous trois sont prises sous tous les angles (mes enfants portaient des ailes blanches). La photographe a su capter le beau regard et le sourire un peu timide d'Édouard tout comme le côté coquin de Louis avec sa grimace et sa langue étirée jusqu'au bout du nez ! Des photos aussi de leurs pieds et de leurs petites mains en souvenir d'un bel été avec mes enfants. Les photos sont belles et j'en fais cadeau à mes parents et à mes amies. Malgré mes hésitations, mais parce que je sais qu'André aime les enfants autant que moi, j'ai déposé dans le sac à dos d'Édouard une photo de nos petits chefs-d'œuvre créés ensemble… il y a de ça un siècle.

André et moi avons vécu beaucoup de beaux moments ensemble. Malgré le gâchis de la fin, je ne peux oublier les moments heureux. Onze années de vie conjugale à partager les joies, les peines, les inquiétudes, les surprises et les découvertes. Les voyages à deux, en famille, les amis, les fêtes, les anniversaires, l'achat de notre première maison et surtout, surtout, la naissance de nos deux enfants d'amour.

Je sais que lui aussi a été blessé. Devenu trop vite employé de son père au garage familial, son enfance a été brève. Il n'a pas pardonné à sa mère d'avoir continué à fumer et je l'ai blessé pour les mêmes raisons. On dit qu'avec le temps, les souvenirs s'embellissent et que les mauvais pâlissent. J'ignore ce que sera demain, mais je sais maintenant que j'écris une nouvelle page de ma vie...

« Où il est le soleil, maman ? » Le soleil est là... tu ne le vois pas ? Pourtant, il est bien là. Les nuages le cachent, on ne sent plus sa chaleur, mais il est toujours là, dans le ciel. Il est là, même s'il fait sombre, même quand la pluie tombe, même quand l'orage gronde.

Le soleil est resté longtemps caché sous une énorme épaisseur de nuages gris et tristes. J'ai cru que je ne le reverrais plus jamais, j'ai cru que le tonnerre tombait sur ma tête... mais j'ai eu la grâce et le précieux bonheur d'avoir deux petits anges pour m'aider à m'envoler au-dessus de ces nuages. J'ai revu le soleil, son intensité lumineuse signe d'espoir, sa chaleur bienfaisante signe de foi, sa vie. Je ne suis plus dans le noir, je n'ai plus froid car des êtres aimés m'ont donné ce qu'ils avaient de plus beau... leur amour. Ils sont là avec moi... beau temps, mauvais temps.

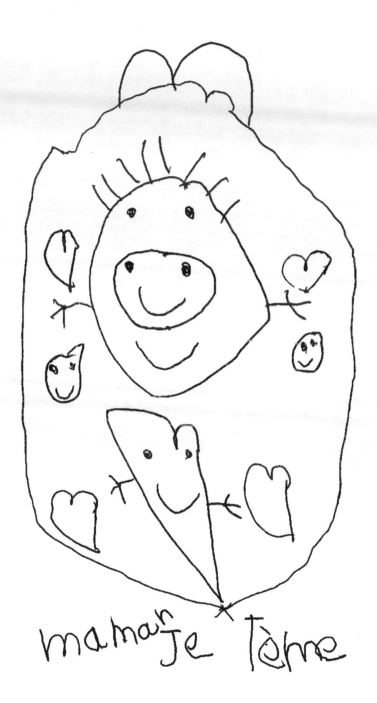

maman je tème

Table des matières

Dans la Collection « Épanouissement personnel »

On est bien, hein maman ?
Carole Thibault avec Gisèle Légaré, 2006

Le coaching au féminin
Isabelle Sergerie avec Marie Brassard, 2006

Un effet papillon
Jean-Guy Bruneau, 2006

L'année sabbatique…
Claire et Philippe Steinbach, 2005

Le bonheur est un choix
Lyne Barbeau, 2002